國家古籍出版

專項經費資助項目

全漢三國六朝唐宋方書輯稿

顧問　余瀛鰲

集驗方

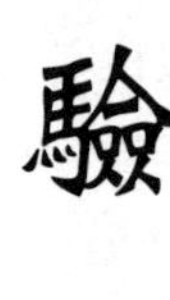
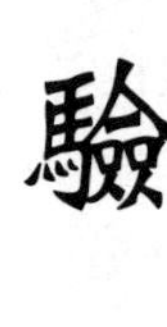

北周·姚僧垣　撰

范行準　輯佚

梁　峻　整理

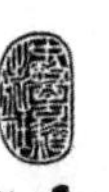

中醫古籍出版社
Publishing House of Ancient Chinese Medical Books

圖書在版編目 (CIP) 數據

集驗方/(北周) 姚僧垣撰；范行準輯佚；梁峻整理. —北京：中醫古籍出版社, 2019.2
(全漢三國六朝唐宋方書輯稿)
ISBN 978-7-5152-1444-3

Ⅰ. ①集… Ⅱ. ①姚…②范…③梁… Ⅲ. ①驗方-彙編-中國-北周 Ⅳ. ①R289.5

中國版本圖書館 CIP 數據核字 (2017) 第 086491 號

全漢三國六朝唐宋方書輯稿
集驗方　北周·姚僧垣 撰
范行準 輯佚　梁峻 整理

策劃編輯　鄭　蓉
責任編輯　宋長恆
封面設計　韓博玥
封面插圖　趙石濤
出版發行　中醫古籍出版社
社　　址　北京東直門内南小街 16 號 (100700)
印　　刷　北京博圖彩色印刷有限公司
開　　本　850mm×1168mm　32 開
印　　張　11.125
字　　數　185 千字
版　　次　2019 年 2 月第 1 版　2019 年 2 月第 1 次印刷
印　　數　0001~3000 冊
書　　號　ISBN 978-7-5152-1444-3
定　　價　45.00圓

序

在國家古籍整理出版專項經費資助下，《范行準輯佚中醫古文獻叢書》十一種合訂本于二〇〇七年順利出版。由於經費受限，范老的輯稿没有全部整理付梓。學界專家看到這十一種書的輯稿影印本後，評價甚高，建議繼續籌措經費出版輯稿。有人建議合訂本太厚，不利于讀者選擇性地購讀，故予改版分册出版（其中包括新整理本）。

中國醫藥學博大精深，存留醫籍幾近中華典籍的三分之一。究其原因，昔秦始皇焚書，『所不去者，醫藥卜筮種樹之書』。漢興，經李柱國和向歆父子等整理，《漢書·藝文志》收載方技（醫藥）類圖書，分醫經、經方、房中、神仙四類，二〇五卷，歷經改朝换代、戰事動蕩，醫籍忽聚忽散，遭受所謂『五厄』『十厄』之命運。然而，由於引經據典是古人慣常的行文方法，所以『必托之于神農黄帝而後能入説』。前代或同代醫籍被他人引用、注明出處便構成傳承的第一個環節。唐代醫學、文獻學大家王燾就是這個環節的楷模。正是由於這個引用環節的存在，爲輯佚奠定了基礎，即一旦被引用的醫籍散佚，還可以從引用醫籍中予以輯録，這是傳承的第二個環節。范行準先生集平生精力，輯佚出全漢三國六朝唐宋方書七十一種。其中毛筆小楷輯稿五十八種一二二册，鋼筆輯稿十三種十三册。除其中有人已輯佚出版或輯稿内容太少外，本套書收載的是從未面世的輯佚稿計二十多種，十分珍貴。爲方便今人理解，特邀專家爲每種書作解題，同時也適度包含考證考異内容，前後呼應，以體現這套叢書的相對整體性。

輯稿作爲珍貴的資源，一是因爲它靠人力從大量存世文獻中精審輯出包括今人不易看到的内容。以《删繁方》爲例，該書有若干内容引自《華佗録袟》，不僅通過輯稿可以看清《删繁方》原貌，而且據此還可以看到《華佗録袟》的部分内容。這不僅對當今學術的古代溯源循證具有重要價值，對未來學術傳承也具有重大意義。二是雖然輯稿不一定能恢復原書全貌，或辨清原書作者、成書年代等項仍存在大量需要考證考異的問題，但正是這些不完善之處，却給後世學者提出了有學術研究價值的問題，如《華佗録袟》冠名華佗，而華佗因不與曹操合作遇害，留存文獻本就不多，即使存世的華佗《中藏經》，時至今日仍有爭議，那么，《華佗録袟》的眞正作者是誰？輯稿提供的線索對進一步考明其眞相也有意義。

范老輯稿大多依據唐代文獻學家王燾《外台秘要》中著録的引用文獻出處輯出，但又不是全部，部分學術内涵還有《醫心方》《華佗録袟》等古文獻著録的線索。以此爲例，王燾原創的方法正是胡適先生所謂『歷史觀察方法』的學術源頭實例，也是文藝復興以來科學研究强調觀察和實驗兩個車輪之一。所謂觀察，不是針對一時一地的少量事物，而是大樣本長時段的歷史性觀察。天文學的成果就是通過這種方法取得的。中醫學至今還在使用這種方法。所謂聚類，本來是數理統計學中多元分析的一個分支，但用在文獻聚類中也是行之有效的方法。因爲中醫的藏象學説本身就是取類比象，其辨證也多采用類辨、象辨等方法，再説《周易·系辭》早就告誡人們『方以類聚』，聚類思想當然也是中醫藥學優秀文化傳統。梁峻教授申請承擔國家軟科學研究計劃『中醫歷史觀察方法的聚類研究』（2009GXQ6B150），圍繞文獻的引用、被引用以及圖書散佚、輯佚等基本問題，運用聚類原理，應用計算機技術，從理論到實踐，闡述了中醫學術傳承中的文獻傳承范式，揭示了歷史觀察方法的應用價值。

輯稿既然在文獻傳承中具有關鍵作用，二〇一五年，經中醫古籍出版社積極響應，以《全漢三國六朝唐宋方書輯稿》爲題，又申請到國家古籍整理出版專項經費。以此爲契機，項目組成員重振旗鼓，經共同努力，將二十種散佚古籍之輯稿，重新整理編撰爲二十冊，并轉換成繁體字版，以便於台港澳地區以及日本等國學者參閱。值此輯稿即將付梓之際，本人聊抒感懷以爲序！

中國中醫科學院中國醫史文獻研究所原所長、

榮譽首席研究員、全國名中醫

余瀛鰲

戊戌年初秋于北京

原序

追求健康長壽是人類共同的夙願。秦皇漢武雖曾尋求過長生不死之藥，然而，死亡却公平地對待他們和每一個人。古往今來，人類爲延緩死亡、提高生存質量付出過巨大努力，亦留下許多珍貴醫籍。其承載的知識，乃是人們長期觀察積累、分析判斷、思辨應對的智慧結晶，并非故紙一堆，有可利用的一面。

醫籍損毁的人爲因素少。始皇不焚醫書，西漢侍醫李柱國和向歆父子對醫籍都進行過整理，但由於戰亂等各種客觀原因，醫籍和其他典籍一樣忽聚忽散，故有『五厄』『十厄』等説。宋以前醫籍散佚十分嚴重。就輯佚而言，章學誠認爲，自南宋王應麟開始，好古之士踵其成法，清代大盛。然輯佚必須辨僞，即甄别軼文僞誤、訂正編次錯位、校注貼切，否則，愈輯愈亂。

已故著名醫史文獻學大家范行準先生，生前曾在《中華文史論叢》第六輯發表《兩漢三國南北朝隋唐醫方簡録》一文。該文首列書名，次列書志著録，再次列撰人，最後列據輯諸書，將其所輯醫籍給出目録，使讀者一目了然。由於種種原因，范行準先生這批輯稿未能問世。近年，范行準先生之女范佛嬰大夫多次與筆者商討此批輯稿問世問題，筆者也曾和洪曉、瑞賢兩位同事拜讀輯稿并委托洪曉先生撰寫整理方案，雖想過一些辦法，均未果。去年，經鄭蓉博士選題、劉從明社長批準上報申請出版補貼，國家古籍整理出版規劃領導小組成員余瀛鰲先生斡旋得以補貼。于是，由余先生擔任顧問，筆者與洪曉、曉峰兩位同事分工核實資料、撰寫解題，劉社長和鄭博士負責整理編排影印輯稿，大家共同努力，終于使第一批輯稿得以問世。

本次影印之輯稿，精選晉唐方書十一種二十册，上自東晉《范東陽方》，下迄唐代《近效方》，多屬未刊印之輯複者。各書前寫有解題，説明考證相關問題、介紹内容梗概、提示輯稿價值等。其中，《刪繁方》《經心録》《古今録驗方》《延年秘録》之解題由李洪曉撰寫，《范東陽方》《集驗方》之解題由梁峻撰寫，《纂要方》《必效方》《廣濟方》《産寶》《近效方》之解題由胡曉峰撰寫。爲保持輯稿原貌，卷次闕如、内容散漫者，仍依其舊。所收《删繁方》一書，雖作者謝士泰生平里籍考證不詳，但其内容多引自佚書《華佗録袟》，該書存有中醫理論在古代的不同記載，如皮、肉、筋、骨、脈、髓之辨證論治方法等。現代著名中醫學家王玉川先生曾提示筆者要重視此書的研究，筆者亦曾研讀，并指導幾位研究生從不同角度開展工作，多有收穫。

范行準先生之輯稿，均很珍貴，具有重要的文獻與研究價值。此次影印出版，定名爲《范行準輯佚中醫古文獻叢書》，其他輯佚图書將陸續影印出版。筆者相信，輯稿影印本問世，對深入研究晉唐方書必將産生重要作用。欣喜之際，謹寫此文爲序。

梁　峻

二〇〇六年夏於北京

《集驗方》解題

（李洪曉）

《集驗方》爲我國歷史上有一定學術地位的經驗方書，北周姚僧垣（四九九至五八三年）撰。姚氏字法衛，吳興武康（浙江德清）人。出身仕宦兼醫學世家，少年博洽多聞，二十四歲承父業，曾歷任太醫正、太醫下大夫等職，并相繼進爵長壽縣公、北降部公，故世稱之姚大夫或姚公。其書久佚，據《北史》《周書》姚僧垣傳俱爲十二卷，或云十卷，原始卷目已無從詳考。該書對晉唐醫學有較大影響，王燾《外台秘要》、孫思邈《千金要方》、張文仲《隨身備急方》等書均有引録，日人丹波康賴《醫心方》、丹波雅忠《醫略抄》和朝鮮許浚《東醫寶鑒》中亦多有徵引。日本文武天皇大寶元年（七〇一年）制定《大寶律令》，其中《疾醫令》規定日本醫生必須兼習《集驗方》，可見其影響廣泛。

范行準先生輯復之稿本，卷一列心腹痛、疰、卒死、卒魘、尸厥、中蟲、自經、中暍、溺死與凍死方治。卷二爲傷寒、天行與諸疸方治。卷三載瘧、鬼魅、風狂、風癲、諸風、風熱、風氣方治。卷四收霍亂、乾嘔、噦、噫酢、宿食、欬嗽、肺痿、肺癰、肺氣不足、肺脹、賁豚、泄利、癭方治。卷五列淡飲、噎、哽、誤吞、夢泄精、腰痛、腰腳痛、虛勞、瘰癧、五淋、大小便難、遺尿、小便數多方治。卷六載疝、癖、癥瘕、水腫、眼、耳、齒、脣、口、舌、喉方治。卷七爲飛尸、白駮與中恶方治。卷八收癰疽、湯火、惡瘡、丹毒、疥、沐頭去風等方治。卷九載瘰瘍、瘻、胡臭、止汗、痔、脫肛、陰瘡、陰癢、九蟲、墮筰、金瘡、漆瘡、月蝕瘡、代指、手足皸裂、疣目、黑子、獸傷、蟲傷等方治。卷十一爲婦人、產後方治。卷十六爲胃反與五膈方治。最後爲未分卷，收消渴、頭目旋眩、急救與小兒諸方。其他卷次闕如。全書載方爲主，兼有醫論。共收桂枝湯、升麻湯、青葙子丸、九物牛黄丸、理中湯、瓜蒂散、桔梗湯、黄連阿膠湯與黄芪建中湯等七〇〇余方（法）。

范老輯復之稿本，資料來源主要爲《外台秘要》《醫心方》與《大觀本草》三部醫籍，除互校外，還取《醫略抄》等書相關文字做了校勘。對底本之訛字與同一方劑中的不同藥名、劑量等，大多出校注加以説明。其學術價值與意義主要有以下幾點：（一）該稿本比較集中地匯集了原書之方劑，并有序加以排列、校勘，雖然由於數據原因，離恢復全書原貌還有很大距離，但仍然爲今人學習、研究《集驗方》提供了便利。（二）從中醫古籍整理之輯佚學、校勘學的角度分析，范老在書中寫的校語從文獻與方法上，豐富、發展了這些學科的内容。（三）范老之稿本用小楷書寫，字體工整流暢，不僅使人得以閲讀北周中醫方劑，還能使人了解范老嚴謹的治學態度與熱愛中醫古籍整理這一事業的精神。此外，該書新中國成立後出版有輯佚本。

目録

小兒……三一一三

集驗方卷一

心腹痛

卒心痛桂心湯方。案醫心方作治卒心痛方

桂心八兩

右一味以水四升煮取一升半分二服忌生葱 明程衍道經餘居刊本外臺秘要卷七葉十三至十四醫心方作桂心八兩以水四升煮取一升半分再服醫心方卷六治心痛方第三葉五至六

療心痛方

桂心末溫酒服方寸匕須臾六七服乾薑依上法服之亦佳忌生葱 外臺卷七葉二右方原出備急云集驗同

療卒暴心痛或中惡氣蠱痛不可忍方

大黃四兩 芍藥四兩 升麻三兩 黃芩三兩 鬼箭三兩 鬼臼二兩 桂心二兩 桔梗三兩 柴胡四兩 朱砂二兩別研 朴消二兩

右十一味切以水九升煮取二升七合分三服先分朱砂作三分一服內一分攪朱砂調服之此湯快利若痛不止宜服後方忌豬肉生蔥生血物

又方

赤芍藥六兩 桔梗五兩 杏人五兩去尖皮兩人碎〇案原脫兩人碎三字據宋本熙寧本補

右三味切以水六升煮取二升半分三服日三忌豬肉

外臺卷七第十五至十六

療心痛噬多似蟲者方

取六畜心隨得生切作四臠刀縱橫各一割破之內少真朱砂著中平旦吞之蟲死愈矣無真朱砂可用雄黃麝香也外臺卷七葉十七上

療卒腹痛葛氏方

桂末三匕酒服人參上好乾薑亦佳忌生葱

又方

食鹽一大把多飲水送取吐外臺卷七葉二十四

療胷滿有氣心腹脹中冷半夏湯方

半夏一升洗○案原脫洗字據宋本興寧本補 桂心四兩 生薑八兩切

右三味切以水七升煮取二升絞去滓適寒溫飲七合

忌羊肉餳生葱等 外臺卷七第三十二 右方原出第六卷中

療腹中寒氣脹雷鳴切痛胸脅逆滿附子粳米湯方

附子一枚炮八破○案原脫八破二字據宋本興寧本補 半夏半升洗去滑○案原脫去滑二字據宋本興寧本補 甘草一兩炙 大棗十枚擘○案原脫擘字據宋本興寧本補 粳米半升

右五味切以水八升煮米取熟去米內藥煮取三升絞去滓適寒溫飲一升日三忌海藻菘菜猪羊肉餳 外臺卷七第三十四 右方原出范汪云集驗同

半夏茯苓湯療胸膈心腹中淡水○案原作痰水據宋本外臺改冷氣，心下汪洋嘈煩，或水鳴多唾，口清水自出，脅肋急脹痛不欲食，此皆胃氣弱受冷故也。其脈喜沈弦細遲，悉主之方

半夏五兩，洗　生薑五兩　茯苓三兩　旋覆花一兩　陳橘皮　人參　桔梗　芍藥　甘草炙，各二兩　桂心一兩

右十味，切，以水九升，煮取三升，分三服。欲得利者，加大黃；須微調者，用乾地黃。病有先時喜水下者，加白朮三兩，除旋覆花，去下便調善也。○案去至也六字原作若大便不調五字，據宋本外臺改補　宜加大黃及乾地黃者○案原脫者字，據宋本補　並用三兩

忌之也。○案原脫忌之也二字，據宋本補　忌羊肉餳、酢物、生蔥、豬肉、海藻

救急外臺卷七葉四十二至四十三
右方原出小品云集驗同

療遁尸心腹刺痛不可忍

桂心一尺準一兩　乾薑三分　巴豆二枚去皮心熬

右三味合擣下篩以好苦酒和之如泥以傅痛處燥即易之忌野猪肉蘆笋外臺卷十三葉二十八上

疰

療江南疰病凡有九十九種寒熱尸疰此病隨月盛衰人有三百六十脉走入皮中或左或右或裹或表如刀錐所刺乍寒乍熱喉咽如鯁食如噎胷中痛繞臍苦痛食不知味腰中難以俛仰兩膝屈伸面或黄或青或白或黑至死

更相注易方

取桑根白皮切三升暴燥作湯淋取汁浸小豆二升如此取汁盡豆熟作羊鹿肉羹啖此豆 外臺卷十三葉三十三

醫心方卷十四治病注方第十一葉二十三云治注病方 取桑根白皮切二斗曝燥燒作灰湯淋取汁浸小豆二斗以此取灰汁盡豆熟作羊鹿羹啖此豆

治鬼注病相染易盡門方

獺肝一具乾之下篩肝方寸匕日三 神方 醫心方卷十四治注病方第十一葉二十三

金牙散主邪魅心腹刺痛病狀與前方同 行準案謂與第一方桑根白皮方同也

金牙研別 雄黄研 丹砂研 礜石泥裹燒半日 寒水石 芫花

青葙 巴豆去心皮熬 朴消 桔梗 茯苓 人参 贯众

附子炮 蜀椒目去汗 露蜂房炙 龙骨 乾薑 牡桂

乌头炮 石膏研 莽草炙 從蓉 大戟 芫花熬 防

风 鲤骨炙 商陆根 大黄 细辛 蛇蜕炙 玉

支一作玉泉○案照字本无一至泉四字 贝母一作牙子即狼牙也○案照字本无即至也四字

右三十二味等分下筛酒服五分匕日三忌猪肉冷水

生菜生血肉大蒜芦笋外台卷十三第三十三至三十四右方至生崔氏云集验同

中恶蛊

治中恶药

治中恶方 蜀秦不能徐徐孔见腾方

蜈蚣 [illegible] 马鸡 [illegible] 烧作 [illegible] 等分

大豆二七枚以鸡子中黄并酒半升合顿服之 ○吹

卒死

甲乙經 黃帝問於岐伯有卒死者何邪使然答曰得三
虛者暴疾而死得三實者邪不能傷也黃帝曰願聞三虛
答曰乘年之衰逢月之空失時之和因為賊風所傷也
願聞三實答曰逢年之盛遇月之滿得時之和雖有賊風
邪氣不能傷也有卒死不知人有復生何氣使然陰氣先
竭陽氣未入故卒死而不知人氣復則生 外甚卷二十八葉四至五右文

原出甲乙經

集驗同

卒死救方

第七頁第一二兩行存疑

取牛馬矢汁飲之無新者水和乾者取汁

又方

取竈突中墨如彈丸漿和飲之須臾三四服之

又方

取梁上塵如大豆粒著竹筒中吹鼻中与俱一時吹之

又方

灸鼻中穴

又方

取竹筒吹其兩耳不過三 醫心方卷十四治卒死方第一葉三至四

卒死或先有病痛或居常倒仆 肘後作寢臥○案原肘至臥五字小注攙照常本補

奄忽而絶皆是中惡之類○案類原作顋據巡寧本改療方

取葱中央心○案原脱中央心三字據巡寧本補刺鼻令入七八寸○案七八寸原作數寸據巡寧本改補無苦○案無苦二字原作須字據巡寧本改使目中出血乃佳一云耳中血出佳此扁鵲法同後云吹耳中葛氏云○案云原作氏據巡寧本改吹鼻別爲一法○案小島氏校云按前文引肘後此冠又字則知所引猶是肘後而方下稱肘後同則所引似非肘後必有誤錯

又方

以葱刺耳耳中鼻中血出者勿怪無血難療之有血者是活候也其欲蘇時當捧兩手莫放之須臾死人自○案原作目據宋本改當舉手撈人言痛乃止男刺左鼻女

全集三國六朝唐宋醫方　西苓室

剌右鼻孔令入七寸餘無苦大良○案原脫大良二字據幽寧本補
立効亦療自縊死此扁鵲法

又方

以人小便○案原脫人字據幽寧本補灌其面數過即能活此扁
鵲法○案原有也字據幽寧本刪補外臺卷二十八葉
五至六右三方原
出肘後方集驗同行準案右三
方下並有稱肘後同知均有誤

療卒死方

濕牛馬糞絞取汁以灌其口中令入喉若口已噤者
以物強發若不可強發者扣折齒下之若無新者以
水若人尿和乾者絞取汁扁鵲法切甚卷二十八葉
六右方原出文仲

下二百八字十 五頁八甲乙比下

又方

擣薤若韭取汁以灌口鼻中 行準集出方下云張文仲同六必有誤

又方

猪膏如鷄子大苦酒一升煮沸灌喉中 外臺卷二十八葉六至七

右三方並出文仲 云集驗同

療卒死無脉無他形候陰陽俱竭故也方

牽牛臨鼻上二百息又灸熨斗以熨兩脅下鐵兩間

使各百餘息灸人中

療卒死而有脉形候陰氣先盡陽氣後竭故也方

嚀薤哺灌之 外臺卷二十八葉八上

療卒死而目閉者方

騎牛臨其上面擣薤汁灌耳中末皂莢吹鼻中外臺卷二

二十八葉七右方原出備急方集驗同

卒魘

療卒魘方

以鹽湯飲之多少在意並嚙其足大指爪際痛嚙之

即起也

又方

以其人置地取利刀畫肩從起男左女右畫地令周遍

訖以刀鋒刺痛人鼻下人中令入一分急持勿動其

人當鬼語求去乃具問阿誰以何故來自當乞去乃以指滅向所畫地當肩頭數寸令得去不可具詰問之矣○案原脫不至矣七字據輯寧本補

又方

雄黃細篩管吹兩鼻孔中佳 外臺卷二十八葉十二至十三大觀本草卷四雄黃條葉

治卒魘寐死方

搗生韭汁灌鼻孔中劇者并灌兩耳 醫心方卷十四治魘不寤方第四葉九下

治魘不寤方

雄黃如棗大係左腋下令人終身不肯魘 同上右方原出千金 葉十

療卒魘眛不寤方 ○案眛原作[illegible]據巡寧本改 [illegible]集驗[illegible]同也外臺卷二十八葉十四文仲引此方云集驗同

以毛筆刺兩鼻孔男左女右展轉進之取起也

又方

擣韭取汁吹兩鼻孔冬日取韭絞汁灌口 外臺卷二十八

案十二右二方原出肘後云集驗同

療卒魘方

尸厥

張仲景云尸厥病 ○案原脫病字據巡寧本補 脉動而無氣氣閉不通故靜然如死耳方 ○案原作故靜而死也治方據巡寧本改

以菖蒲末吹入兩鼻孔中 ○案原作菖蒲屑納鼻兩孔中吹之令人據巡寧本

改又以桂末著舌下云扁鵲療楚王法○案原作以桂屑著舌下

下原脫又字及云至法七字據照寧本改補　外臺

卷二十八葉十七右方原出張仲景云集驗治卒魘

行準案原脫集驗治卒魘五字今考醫

心方治尸厥方引葛氏無此方云扁鵲同　其文稍略錄於下

以昌蒲屑著鼻兩孔中吹之令人以桂屑著舌

下云扁鵲治楚王法也醫心方卷十四治尸厥方

亦六葉十二右方原出葛

氏云集驗方同之

療尸厥方○案此方原作張仲景又方今據照寧本改補

剔左角髮方寸燒灰○案剔原作取字灰原作末字寸下原有匕字並據照寧本刪

改以酒和灌令入喉中立起○案原脫以字中字據照寧本補　外臺

卷二十八葉十七下

全漢三国六朝唐宋醫方　柏芳室

治尸厥死如尸不知人心下餘氣扁鵲灸法

以繩圍病人臂腕男左女右申繩從大椎上度下之

灸繩下頭脊上五十壯　醫心方卷十四治尸厥方第六葉十二

尸厥之病卒死而脉猶動是也

灸陰囊下去大孔一寸百壯若婦人者灸兩乳之中

間　醫心方卷十四治尸厥方第六　右方原出葛氏　云集驗方同之

療尸厥方　方　○案原作肘後又方據醫心方本改補

熨其兩脇下又取竈中墨如彈丸　○案原脫又字竈作灶墨丸下有大

字據醫心方本改　以漿水和飲之　○案以原作大字據下原脫水字今並據醫心方本補

須臾三四度也　○案原脫須至也六字據醫心方本補　以竹管吹其耳中

令三四人更互吹之又取梁上　○案原作以管吹耳中據醫心方本改補

塵如小豆許竹管吹入鼻孔中　○案原脫又至中十六字據醫心方本補　外臺卷二十八葉十八右方原出備急云集驗同○案此方原作肘後又方又脫集驗同三字並據醫心方本補

又方

灸鼻中　○案原作灸臚中據醫心方本改　又季肋間二七壯也　同上原出備急云集驗同

中蠱

治下部若蠱食人從後孔見腸方

蝦蟇青背長身者烏雞骨各燒作屑分等合之以吹

下部孔中大良

治卒中蠱下血如雞肝者晝夜去石餘血四藏悉壞唯心未毀或乃鼻破待死者方

桔梗搗下篩以酒服方寸匕日三

又方

蘘荷根搗取汁二升分三服桔梗苗也（醫心方卷十八辟蠱毒方第五十四葉五十六）

療中蠱毒諸方人有養畜蠱毒以病人凡診法中蠱狀令人心腹切痛如有物齧或吐下血不即療之食人五藏盡即死矣欲知是蠱與非當令病人唾水沉者是浮者非也

外臺卷二十八葉二十二右

方原出肘後云集驗同

療中蠱孔合方○案原作胡洽方據醫字本改

以猪膽導下部至良 外臺卷二十八葉二十六右方原出古今錄驗云集驗同

療中蠱毒吐血或下血皆如爛肝方

巴豆一枚去心皮熬 蚑三粒 釜底墨方寸匕

右三味擣分作三丸飲下一丸須臾當下蠱毒不下更

服一丸 外臺卷二十八葉二十六右方原出肘後云集驗同

療中蠱毒吐血方

羖羊皮方三寸得敗鼓皮亦佳○案寸下原脫得字據醫字本補 苦參 蘘荷根

三兩 黃連二兩

右五味切以水七升煎取二升分三服忌猪肉冷水〇出第
十二卷中　崔氏同

又方

取桑木心剉一斛於釜中以水淹之令上有三寸煮取二斗澄取清又微火煎得五升宿勿食旦服五合則吐蠱毒（外臺卷二十八葉二十七右二方並出文仲云：范汪集同）

療中蠱吐血方

雄黃（研）　丹砂（研）　藜蘆（炙，各一兩）

右三味擣篩為散旦以井花水服一刀圭當吐蠱毒忌生血物狸肉（外臺卷二十八葉二十七至二十八右方並出崔氏云：集驗同）

療鬼注蠱注毒氣變化無常鮫魚皮散方

鮫魚皮 龍魚斑皮是○案斑原作班據醫方本改 犀角屑○案原脫屑字據醫方本補

麝香研 龍骨 丹砂研 雄黃研 蘘荷根○案根原作葉據醫方本改

鹿角炙各一分 蜈蚣一枚炙 梔子汗一分 乾薑一分 貝子十枚

雞舌香一分

右十三味擣篩為散空心酒服一錢匕日三服忌生血物○案忌生血物四字據醫方本補 外臺卷二十八葉三十五

療蠱似蚘方

雄黃研 麝香研

右二味各如大豆許取生羊肺如指大以刀開取雄黃

莠汁以膀胱吞之 外臺卷二十八葉三十六 右方並出小品方集驗同

自經

治自經死方

搗皂莢細辛屑取如胡豆吹兩鼻孔中 必單用皂莢亦好 醫心方卷十四治自經死方第十葉十七至十八

又方 以蜀衣若氈氈裹厚纏物覆其口鼻抑之令兩人極力吹其兩耳一炊頃可活也 外臺卷二十八葉三十九 右方並出備急方集驗同

中暍

夏月中熱暍死凡中暍死不可使得冷得冷便死療之方

以屋草帶繞暍人臍使三四人尿其中令溫亦可用泥

土屋草亦可扣瓦枕席若脱車缸以著暍人臍上取令尿不得流去而已此謂道路窮急無湯當令人尿其中仲景云欲使多人尿其取令温若有湯便可與之仲景云不用泥及車缸恐此物冷暍既在夏月得熱土泥暖車缸亦可用也 外臺卷二十八葉四十一 右方至玄附後方集驗同

溺死

治溺水死方

熱沙以覆死人使上下有沙但出鼻孔口中温過沙温須易之 醫心方卷十四治溺死方第七葉十四上

療溺死一宿者尚可活方

煖

倒懸解衣挑去臍中垢極吹兩耳即活外臺卷二十八葉四十三

右方出肘後云集驗同

療溺死人方

屎死人兩脚著人肩上以死人背向生人背負持走

吐出水便活外臺卷二十八葉四十四

右方出備急云集驗同

凍死

療冬天墮水凍四肢直口禁裁有微氣出方

以大器中多熬灰使暖囊盛以薄其心上冷即易心

煖氣通目則得轉口乃開可溫尿粥清稍稍含之即

活若不先溫其心便持火炙其身冷氣與火相搏則

死外集卷之十八葉四十五
右方原本附後之集脫同

集驗方卷二

傷寒

療傷寒不大便六七日頭痛有熱与承氣湯其人小便反清一本作大便反青〇案原脫一至青七字據宋本補者知不在裏仍在表也當須發汗若頭痛者必衄〇案衄下原有血字據宋本刪宜桂枝湯方〇案原有桂枝湯方四字剔提一行今據宋本刪

桂枝三兩〇案原脫三兩二字據宋本補 芍藥三兩〇案三上原有各字據宋本刪 甘草炙二兩 生薑三兩〇案薑原作姜據宋本改 大棗十二枚擘

右五味切以水七升煮取三升去滓溫服一升須臾啜稀粥一升助藥力覆取微汗忌生葱海藻菘菜外臺卷一葉十

二右方原出張仲景傷寒論云集驗同

療傷寒時氣溫疫頭痛壯熱脈盛始得一二日者方

真丹砂一兩末〇案宋本无末字

右一味以水一斗煮之取一升頓服之覆取汗忌生血物〇案血原作淦據宋本改

療疫氣傷寒三日以後不解者方

好豉一升裹綿 葱白切一升

右二味童子小便五升煮取二升分再服覆取汗神効

療傷寒五六日斑出以後湯方

豬膽三合 雞子一枚 苦酒三合

右三物合和煎令三沸強人盡服之羸人並六七沸分

爲兩服取汗出爲効

療傷寒七八日不解默默煩悶腹中有乾糞誠語○案誠原作譫

據宋本改大柴胡湯

柴胡 半夏湯洗各八兩 生薑四兩 知母 芍藥 大黃

甘草炙 萎蕤各二兩○案萎蕤原在甘草上據宋本移 一方加枳實四枚○案

原作四兩據宋本鹽實本改 黃芩二兩

右十味切以水一斗煮取三升去滓溫服一升日三服

忌海藻菘菜羊肉餳

療傷寒熱病十日以上發汗不解及吐下後諸熱不除及

下利不止斑出方

大青四兩 甘草炙二兩 阿膠炙末二兩○案末原作珠據宋本聚珍本改 豉一升

錦囊

右四味切以水八升煮二物○案物原作味據宋本聚珍本改取三升半去滓內豉煮三沸去滓乃內膠令烊○案烊原作溶據宋本聚珍本改分溫服三欲盡更作常使有餘○案常原作當據宋本聚珍本改渴者當飲但除熱止吐下無毒忌海藻菘菜 外臺卷一葉二十至二十一

療傷寒溫病等三日以上胸中滿陶氏云若傷寒溫病已三四日胸中惡欲令吐者服酒膽方

苦酒半升 豬膽一枚

其

右二味㕮咀和服之〇案㕮和原作和㕮據宋本改吐則愈神驗文云毒
氣妙外臺卷一葉三十四右方原出張文仲云集驗同
陰毒者或傷寒初病一二日便成陰毒或服湯藥六七日
以上至十日變成陰毒身重背強腹中絞痛喉咽不利毒
氣攻心心下強短氣不得息嘔逆脣青面黑四支厥冷其
脉沉細緊數此陰毒候身如被打五日可治七日不治方
甘草二分炙 升麻二分 當歸二分 蜀椒一分 鼈甲四分
凡五物㕮咀以水五升煮取二升半分三服行五里復
服溫覆中毒當汗汗則愈若不汗病除重服醫心方卷十四治傷
寒陰毒方第卅〇案外臺卷一葉三十七古今錄驗
五葉四十七引此方云集驗同而文稍異不錄

陽毒者或傷寒一二日便成陽毒或服藥吐下之後變成陽毒身重腰背痛煩悶不安面赤狂言或走或見鬼或下利其脉浮大數面斑斑如錦喉咽痛下膿血五日可治七日不治方

甘草二分炙 當歸一分 蜀椒一分去目 升麻二分 雄黃二分 桂心一分

凡六物㕮咀以水五升煮取二升半分三服行五里須復服溫覆手足中毒則汗汗則解不解重作令世有此病此二方要未經用醫心方卷十四治傷寒陽毒方第廿六葉四十七下

大汗出後脉猶洪大形如瘧日一發汗出便解方

桂心一兩十六銖 芍藥一兩 生薑一兩炙 甘草一兩炙 大棗十四枚

麻黃一兩　杏人去皮，廿三枚

右七物，切，以水五升，先煮麻黃，再沸，下諸藥，煮得一升

八合，服六合。醫心方卷十四治傷寒汗後不除方第廿七

集驗同。醫心方[illegible]外臺卷十一葉四十一范汪引此方云文異

今不更錄

桂枝湯療太陽中風，陽浮陰弱，陽浮者熱自發，陰弱者汗

自出，嗇嗇惡寒，淅淅惡風，翕翕發熱，鼻鳴乾嘔方

桂枝　芍藥　生薑各三兩　甘草炙，二兩　大棗十二枚，擘

右五物〇擘物多作味擣（宋本臨字本改）切薑擘棗，次切餘藥，以水七

升，煮棗令爛，去滓，乃內諸藥，水少者益之，煮令微微沸，

得三升，去滓，服一升，日三。小兒以意減之。初一服便得

汗者出後服小小謂其間以不得汗者小小促之令其藥勢相及汗出自護以服六物青散法若病重者宜夜服○案宜原作晝據宋本照寧本改特須避風若服一劑晬時不解病證不變者當更服之至有不肯汗出服二三劑乃愈服此藥食頃亦當飲熱粥以助藥力若初得病甚便以火發汗火氣太過汗出不解煩躁不得寐因此湯加龍骨牡蠣各三兩減桂心生薑各一兩不用芍藥若虛勞裏急腹中痛者取前桂枝湯二升加膠飴音夷餳也○案原脫音至也四字小注據宋本照寧本補一升適寒溫分再服若得大汗出者只用桂枝二兩發汗後重發汗亡陽譫語○案原作譫據宋本改其

脈和者反不死發汗已解半日所〇案原作許據宋本改重發煩
其脈浮數可復發汗宜桂枝湯方忌海藻生葱菘菜等
物〇案原脫物字據宋本延寿本補外臺卷二葉二至三右方原出仲景云集驗同
治傷寒熱病口干善唾方
干棗廿枚擘　烏梅十枚碎
二物合搗蜜和含杏核大咽其汁醫心方卷十四治傷寒口干方第卅九葉四十九
療寒熱傷病喉中痛閉塞不通烏扇膏方
生烏扇一斤切　豬脂一斤
右二味合煎烏扇藥成去滓取如半雞子薄綿裹之內
口中稍稍咽之取差忌酒蒜等物

全集三國六朝唐宋醫方　西大室

牡蠣湯方

牡蠣三兩 通草四兩 射干二兩 羚羊角三兩 芍藥三兩 生蘆根

切一升

右六味切以水七升煮取二升半去滓分為三服徐徐

服 外臺卷二葉十四右 方原出第三卷中

傷寒差後小勞便鼻衄牡蠣散及丸方

右顆牡蠣十分 石膏五分

右二味擣末酒服方寸匕日三四亦可蜜丸如梧子大

酒服十五丸 外臺卷二葉十六右 方原出肘後云集驗 同醫心方卷十四治傷寒鼻衄方第卅八

千金翼引此方云集驗方同之

惟文有異今不更錄

治鼻衄 二字據本書

冷水漬青布以淹目上 已

方 葛氏

若生鼻衄者燒丸鼓二七枚

末内鼻中以吹鼻 [illegible]

十四治鼻衄 [illegible]

第五十一 [illegible]

氏云集驗方同之

療傷寒後結熱在內煩渴青葙子丸方

青葙子五兩 龍膽三兩 黃芩一兩 梔子人一兩 苦參一兩 黃蘗二兩

栝樓一兩 黃連二兩

右八味擣篩為末蜜丸先食服如梧子七丸飲下日三

不知稍增忌豬肉冷水 外臺卷二葉十八上右方原出千金云集驗同

療毒熱攻手足腫疼欲脫方

濃煮虎杖根適寒溫以漬手足入至踝上一尺○案醫心方引此方又稍異今錄如下

治毒熱病攻手足腫疼痛欲脫方

濃煮虎杖根以漬手足 醫心方卷十四治傷寒手足腫痛欲脫方第五十四葉五十七

又方

酒煮苦參以漬之 醫心方 外臺卷二葉二十四至二十五醫心方卷十

四治傷寒手足腫痛欲脫方第五十四葉五十六同

療傷寒手足熱疼欲脫方

取羊屎煮汁以淋之差止亦療時疾陰囊及莖腫亦

可黃蘗洗之 外臺卷二葉二十四右方原出崔氏方集驗同

療毒熱病攻手足腫疼痛欲脫方

煮馬糞若羊糞汁漬之豬膏和羊糞塗之亦佳

又方

取常思草絞取汁以漬之一名蒼耳 外臺卷二葉二十五右二方原

出千金云集驗同

療熱病手足腫欲脫者方集主天行

以稻穰灰汁漬之佳外臺卷二葉二十五右方原出備急云集驗同

療傷寒虛羸少氣逆若嘔吐方○案若原作苦據宋本改

石膏一升碎綿裹○案升原作斤據宋本改竹葉二把○案原作一把據宋本改麥門冬一升去心人參二兩半夏一升洗生薑四兩甘草二兩炙

右七味切以水一斗二升煮取六升去滓內粳米一升米熟去米飲一升日三服忌海藻菘菜羊肉餳○案此方原出第三卷中今入此卷

生地黃湯療傷寒有熱虛羸少氣心下滿胃中有宿食大

便不利方

生地黄三斤 大黄四兩 大棗二十枚擘 甘草一兩炙 芒消二合

右五味合擣令相得蒸五升米下熟絞取汁分再服忌

海藻 外臺卷二十五至二十六葉二

治傷寒吐嚔嬴欲死方

雞子十四枚以水五升煑取二升乃内豉四合復煑兩三佛去豉分再服 醫心方卷十四治傷寒吐方卅一葉四十九下 外臺卷二葉二十六 張文仲引此方云 集驗同兩文異今不更錄

療傷寒後下利 口 氣宋本作痢 膿血蘗皮湯方

黄蘗二兩 黄連四兩 梔子十四枚擘 阿膠一兩炙

天_(頭)...文大 此_

人

右四味切以水六升煮三味取二升去滓內膠令烊溫

分再服忌豬肉冷水 外臺卷二葉三十三至三十四

療傷寒𧏾瘡王叔和云其候口唇皆生瘡唾血上唇內

有瘡如粟者則心中懊憹痛如此則此蟲在上乃食五藏

若下唇內生瘡其人喜眠者此蟲在下食下部方

取雞子一枚扣頭出白與漆一合熟和令調如漆還

內殼中仰吞之食頃或半日或下蟲或吐蟲劇者再

服乃盡熱除病愈凡得熱病腹內熱食少三蟲行作

求食食人五藏及下部人不能知可服此藥不爾𧏾

蟲殺人 外臺卷二葉三十七至三十八 右方原出文仲云集驗同

下方入上卷
傷寒吐……方
後

治傷寒後干嘔不下食方

生蘆根切一升　青竹茹一升　粳米三合　生薑切二兩

以水七升煮取二升隨便飲不差重作醫心方卷十四治傷寒後嘔方

第卌三葉
五十上

傷寒差後更頭痛壯熱煩悶方

服黃龍湯五合日三醫心方卷十四治傷寒後頭痛方第卌八葉五十三右方采出

千金云集
驗方同之

療勞復大青湯方

大青四兩　甘草炙二兩　阿膠炙二兩　香豉二兩

右四味切以水一斗煮取三升去滓溫服一升日五六

斷温方
五月旦取東行桑根
大如指懸门戶上又人
人帶之 醫心方卷十四辟傷寒病方第廿五

葉四十二

斷温病令不相染著法
斷汲水便長七寸盜
著病人臥席下 同上葉四十三
右方原出葛氏 云集驗方同之

欲尽復作常使有湯渴便飲無益除热心吐下偏宜一

二日上至十数日困篤發汗與不解吐下後與不除心

下痢甚良先煮大青甘草取四升去滓内膠致膠消尽

便漉去勿令致壊當預漬膠令釋也忌菘菜海藻 外臺卷二

葉四十一右方原出深師云集驗同

療大病已差勞復者枳實梔子湯方

枳實三枚炙 梔子十四枚擘

右二味以酢漿一斗先煮取六升煮藥取三升内豉一

升煮五六沸去滓分再服覆取汗如有宿食者内大黄

如碁子一枚 外臺卷二葉四十四右方原出千金云集驗同

天行

阮河南療天行七八日熱盛不解艾湯方

苦酒三升　葶藶子二合熬擣　生艾汁取一升無生艾熬艾乾艾亦可用無艾可艾根擣取汁

右三味，煮得一升，頓服。食若有牛黃內一刀圭尤良，此宜療內有大熱也。阮河南曰：療天行凡除熱解毒無過苦醋之物，故多用苦參、青葙、艾、葶藶、苦酒、烏梅之屬，此其要也。夫熱盛非苦醋之物則不能愈，熱在身中既不時治，治之又不用苦酢之藥，此如救火不以水，必不可得脫免也。又曰：今諸療多用辛甘薑桂人參之屬，此皆貴

《心方》[illegible]《千金翼》四十四、《外台》十四、治傷寒[illegible]方第廿六：凡除熱解毒無過苦醋之物

價難得常有比行求之轉以失時而苦參青葙葶藶子艾之屬所在尽有除熱解毒最良勝於向貴價藥也前後數參諠用之得病内熱者不必按常藥次也便以青葙苦參艾苦酒療之但稍與促其間耳無不解 外臺卷三葉十

右方原出崔氏 云集驗同

療天行後氣膈嘔逆不下食生蘆根湯方

燈心一分 生麥門冬十二分去心 人參四分切 生蘆根一大握切

右四味以水一大升煎取八合去滓分溫三服 外臺卷三葉二十三

右方原未著卷數

療天行熱病口瘡汁疲渴方

升麻二兩 通草四兩 射干二兩 羚羊角三兩屑 芍藥三兩 生蘆根

㕮咀一

右六味切以水七升煮取三升分為三服如人行五里

更服

療天行熱病口苦下氣除熱喉中鳴石膏蜜煎方

石膏半斤碎 蜜一升

右二味以水三升煮石膏取二升乃內蜜復煎取一升

去滓含如棗核許盡更含 外臺卷三葉二十七

療天行病上氣欬嗽多唾黏涎日夜不定生薑煎方

生薑三兩去皮切如豆粒大

頓

右一味以餳半斤和微煎令爛每日無問早晚少〻含

仍嚼薑滓一時嚥之 外臺卷三葉二十九 右方未審卷數

療天行病腹脹滿大小便不通滑石湯方

滑石十四分研 葶藶子一合紙上熬令紫色搗 大黃二分切

右三味以水一大升煎取四合頓服兼搗葱傅小腹乾

即易之效 外臺卷三葉三十六 右方未審卷數

治天行壓瘡燒豨灰以猪脂和傅日五六用 大觀本草卷十七白馬條

上 葉三

凡熱病新差及大病之後食猪肉及腸血肥魚油膩等必

大下痢醫不能療也必至於死 若食餅餌粢黍飴餔膾炙

消 下

棗栗諸果及堅實難療之物胃氣尚虛弱不能消化必更
結熱適以藥下之則胃中虛冷大利難禁不下必死下之
復危皆難救也熱病之後多坐此死不可不慎也病新差
但得食糜粥寧可少食令飢○案宋本作肌慎勿飽不得他有所
食雖思之勿與引日轉久可漸食羊肉糜若羹汁兔雉
鹿肉慎不可食猪犬肉也新差後當靜卧慎勿令人梳頭
洗面非但體勞亦不可多言語用心使意勞凡此皆令勞
復故督郵顧子獻得病已差未健詣華旉視脉旉曰雖差
尚虛未復陽氣不足勿為勞事餘勞尚可御內即死臨死
當吐舌數寸其妻聞其夫病除從百餘里來省之止宿交

温病

辟温氣太乙流金散方

雄黃三兩 雌黃二兩

礬石一兩半

鬼箭羽一兩半

羖羊角二兩

右五味擣篩爲散……三角絳囊……

接中間三日發病舌出數寸而死病新差未滿百日氣未平復而以房室者略無不死也○案也字本作者 蓋正庚令熙以六十日已能行射獵以房室則吐涎而死及热病房室名爲陰陽易之病皆難療多死近者有士大夫小得傷寒發汗已十餘日能乘馬行來自謂平復故以房室則小腹急痛手足拘拳而死 外臺卷三葉四十一至四十二 又案外臺卷四葉十三千金引此方云集驗同

療重病新差早起勞及飲食多致復欲死方

燒鼈甲末飲○案飲字擄千金補服方寸匕 忌莧菜 外臺卷四葉十

右三方原出千金云集驗同

諸疸

盛一兩○案囊 據幽齋本改 帶心者
并門戶上 ○案帝下原有桃字 據幽齋本刪
若逢大疫之年月初日
○案月初日 以月旦 據幽齋本改
青布裹一刀圭中庭燒之溫病
人服之燒熏之 外臺卷四葉二右方
原出廣濟 云肘後同 案
本方原出肘後據幽齋本改

療天行熱毒通貫藏腑沈鼓骨髓之間或為黃疸黑疸赤疸白疸穀疸馬黃等病喘息須臾而絕瓜蒂散方

瓜蒂二七枚 赤小豆二七枚 ○案原作三 據幽齋本改 秫米二七粒

右三味擣篩為散取如大豆粒吹於兩鼻之中甚良不差間日復服之 外臺卷四葉十五右 方原出刪繁 云集驗同

療黃疸方

取生小麥苗擣絞取汁飲六七合晝夜三四飲三四日便愈無小麥苗穬麥苗亦得 范汪云用小麥勝也

外臺卷四葉二十一右 方原出千金 云集驗同

療黃疸百藥不差者方

驢頭一枚煮熟以薑虀啖之并隨多少飲汁外臺卷四葉二十

療黄疸身體面目皆黄大黄散方○案小島氏校云千金作三黄散

大黄四兩 黄連四兩 黄芩四兩

右三味擣篩爲散先食服方寸匕日三服亦可爲丸服

外臺卷四葉二十三

療黄疸變成黑疸者多死急治之方

取土瓜根汁服一小升平旦服至食時病從小便去

則愈不忌先須量病人○案延寧本作病宛氣力不得多服力

衰則起不得外臺卷四葉三十右方原出附後云集驗同

療勞疸穀疸丸方

苦參三兩 龍膽一兩○案原有丸草字據政和本刪

右二味下篩牛膽汁和丸先食以麥粥飲服

如梧子大五丸日三不知稍增外臺卷四葉三十四○案大觀本卅圖經引集

驗此方文稍異錄於下

穀疸丸

苦參三兩 龍膽一兩

二物下篩牛膽和丸先食以麥飲服之如梧子五

丸日三不知稍增大觀本草卷六龍膽條圖經引葉七十二

集驗方卷三

瘧

黄帝曰夫痎瘧皆生於風夏傷於暑秋為痎瘧問曰瘧先寒而後熱何也對曰夫寒者陰氣也風者陽氣也先傷於寒而後傷於風故先寒而後熱也問曰先熱後寒者何對曰先傷於風而後傷於寒故先熱而後寒也名曰溫瘧其但熱而不寒者陰氣先絕陽氣獨發名曰癉瘧治之方已上醫心方卷十四治諸瘧方第十三葉二十七

夫瘧必從四末始先其發時一食頃用細左索繩堅束其手足十指過時乃解。案外臺引本書此方文稍異錄如左

夫瘧必從四肢始療方

先其時一食頃用細左索繩緊束其手足之十指過發時乃解之外臺卷五葉二十七

又方

取大蜘蛛一枚內蘆管中密塞管口繩係以繞頸過發時乃解去

又方

桃葉二七枚安心上　艾灸葉上十四壯醫心方卷十四治諸瘧方第十三葉二十七

又方

先作羊肉臛餅飽食之其進少酒隨所能令其欣〻

有酒氣入一密室裏然炭火厚覆取大汗則差燕國

公說此方常見用有驗○案下二方原在上原缺第二卷之中末本卷數

療溫瘧勞瘧烏梅飲子方

烏梅七顆 桃柳心各七莖 葱白七莖 豆豉一合 甘草四分 柴胡四分

知母四分 大黃三分

右八味各細剉以童子小便兩茶椀宿浸明日早○案日原作旦攄熙寧本改

早並三兩沸去滓頓服差未差更作服三服永

差忌海藻菘菜

療溫瘧痰瘧久不差黃連散方

宣州黃連一兩〇宋原作二兩據宋本熙寧本改

右一味擣篩末，以濃酒一盞調三錢，空心頓服，相次更服三錢，更飲三兩盞酒，任意醉卻睡，候過時方得食，如渴，枳實煎湯，併三日服差。忌豬肉冷水。外臺卷五葉二十七至二十八

療諸瘧方

牛膝莖葉一把切，以酒三升漬一宿，分三服，令微有酒氣，不即斷更作，不過三服止。外臺卷五葉四右云原出肘後云集驗同

麻黃湯療瘧須發汗方

麻黃四兩去節 大黃四兩 栝樓四兩 甘草一兩炙

右四味切，以水七升煮取二升半，分三服，未發前食頃

服臨發更服之後皆覆取汗忌海藻菘菜 外臺卷五葉六右方原出千金云集驗同

蜀桼丸主嶺南瘴氣發作熱乍寒積勞似瘧皆主之 行準

案此下原有千金翼方云云皆似王燾所加故刪

蜀漆 知母 升麻 白薇 地骨皮 麥門冬各五分 烏梅肉 鼈甲炙 萎蕤各四分 石膏八分 甘草炙三分 常山六分 豆豉一合熬

右十三味擣篩爲末蜜和丸如梧子大飲下十丸日再服加至二十丸此方用無不差加光明砂一兩神良忌海藻菘菜人莧生葱生菜 外臺卷五葉二十右方原出延年云集驗同

療一切瘧勞瘧無問年月深遠阿魏散及丸方

阿魏 安息香 蘿蔔子各二兩 蕪荑一合

右四味擣篩為散以煖水服半錢匕不能散服蜜丸

水下三十丸須臾吐忌冷水如吐不止喫蒜韲餺飥仍

以朏子成散一錢〇案成原作盛據宋本改 男左女右繫臂上立

差 外臺卷五葉三十二

治勞瘧積時不斷衆治無効此方治之

生長大牛膝一大虎口切以水六升煮取二升分再

服第一服取未發前一食頃第二服取臨發 醫心方卷十四

治勞瘧方第十八葉三十三下

治瘧或間日發或夜發者方

粃米百粒　石膏八兩碎　恒山三兩　竹葉三兩

右四物切，以水六升漬藥一宿，明旦煮取二升，分

三服。取未發前一食頃第一服，取臨欲發第二服。當一

日勿洗手足面及漱口，勿進食飲。取過時不發，乃澡洗

進食也。并用餘藥汁塗五心及胸前頭面，藥滓置頭邊。

此方從來舊用神驗。醫心方卷十四治間日瘧方第廿葉三十五　外臺卷五葉三

十三救急引此方云：集驗療瘧間日或夜發云云，其文有異，今不更錄。

鬼魅

療男子得鬼魅欲死，所見驚怖欲走，時有休止，皆邪氣所

為不能自絕九物牛黃丸方

荆實人精也 曾青蒼龍精也研 玉屑白虎精也研 牛黃土精也研 雄黃地精也研 空青天精也研 赤石脂朱雀精也 玄參真武精也 龍骨水精也 各一兩

凡九物名曰九精上通九天下通九地

右擣下篩蜜和丸如小豆先食吞一丸日三稍加以知為度忌羊血 外臺卷十三葉四十三下

療卒中邪魅恍惚振噤之方

灸鼻下人中及兩手足大指爪甲本令艾丸半在爪上半在肉上各七壯至十四壯不止便愈 外臺卷十三葉四十二 右方原出肘後云集驗同

風狂

療卒狂言鬼語方

卧其人著地以淋其面終日淋之

又方

燒蝦蟇擣末服方寸匕日三服（外臺卷十五葉二〇　案右二方原脫據巫寄本補）

風癲

論曰凡癲病發則仆地吐涎沫無知若強掠如狂及遺糞者難療無方（外臺卷十五葉十八下）

諸風

西州續命湯療中風痱身體不自收口不能語冒昧不識人不知痛處但拘急中外皆痛不得轉側悉主之方

麻黄六兩去節 石膏四兩碎綿裹 桂心 當歸 甘草炙各二兩

芎藭 乾薑 黄芩各一兩 杏人四十枚去皮尖兩人

右九味切以水一斗九升先煮麻黄再沸吹去沫後下諸藥煮取四升初服一升猶○案猶原作稍據宋本改能自覺者勿熟眠也可卧厚覆小小汗出已漸漸減衣勿復大覆不可復服差○案差宋本作矣前服不汗者更服一升汗出即愈汗後稍稍五合一服飲食如常唯忌生葱海藻菘菜

外臺卷十五葉三十八右方

原出古今录验云集验同

治中風口喎僻不正方

取空青如豆者着口中含咽之即愈（醫心方卷三治中風口喎方）

第九葉二十五

治卒不得語方

煑大豆取汁稍含咽之

又方

取桂一尺水三升煑取一升頓服之（醫心方卷三治中風舌强方第十葉二十六上）

療卒暴風口面僻半身不隨不轉竹瀝湯方

竹瀝三升 防風 防已 升麻 桂心 芎藭 羚羊

角眉各二兩　麻黃四兩去節

右八味切以水四升合竹瀝煮取二升半分爲三服三日服一劑常用忌生葱、酢　臺卷十四葉三十四、右方原出千金、云集驗同

西州續命入此

治風頭眩欲倒眼旋屋轉頭腦痛防風枳實湯方

防風三兩　枳實三兩炙　伏神四兩　麻黃四兩去節　細辛二兩　芎藭二兩　前胡四兩　生薑四兩　半夏四兩洗　杏人三兩　竹瀝三升

十一物切以水六升合竹瀝煮取二升合分三服頻服兩三劑尤良　醫心方卷三治頭風方第七葉二十

蛻

風熱

治風熱心躁口乾狂言渾身壯熱及中諸毒龍腦甘露丸

寒水石半斤燒半日淨地坑內盆合四面濕土擁起

候經宿取出入甘草末天竺黃各二兩龍腦二分糯

米膏丸彈子大蜜水磨下大觀本草卷四凝水石條葉二十六下

風氣

治風氣客於皮膚瘙痒不已

蜂房炙過蟬蛻等分為末酒調一錢匕日三兩服大觀本草卷二十一露蜂房條葉四上

治風氣客於皮膚瘙痒不已蟬蛻薄荷葉等分為末酒調

匕一錢匕日三服大觀本草卷二十一蚱蟬條葉九上

集驗方卷四

霍亂

歐而吐利此爲霍亂也醫心方卷十一治霍乱方第一葉三

霍亂臍上築者腎氣動也先療氣理中湯去朮加桂凡方

內〻加朮者以內虛也加桂者恐作奔豚也理中湯方

人參三兩口案原作二兩據宋本醫心方本改 甘草三兩炙 白朮三兩 乾薑三兩炮

右四味切以水八升煮取三升去滓溫服一升日三夜

一若臍上築者腎氣動也去朮加桂心四兩吐多者去

朮加生薑三兩若下多者復用朮悸者加茯苓二兩若

病○案原脫病字據宋本幽寧本補先時渴喜得水者加朮合前成四兩半若腹中痛者加人參合前成四兩半若惡寒者加乾薑合前成四兩半若腹滿者去朮加附子一枚炮去皮破六片服湯後一食頃飲熱粥一升許汗微出自溫勿發揭衣被也忌海藻菘菜桃李雀肉等外臺卷六葉六右方原出

仲景云
集驗同

治霍亂而渴者理中湯主之外臺卷十一治霍亂煩渴方第九葉十三

理中湯療霍亂吐下脹滿食不消心腹痛方

人參三兩 白朮三兩 甘草三兩炙 乾薑三兩

右四味以水六升煮取三升絞去滓溫分三服不差頻

續

進兩三劑遠行防霍亂作丸以梧子服二十丸散服方寸匕酒下得若轉筋者加石膏三兩忌海藻菘菜桃李雀肉等外臺卷六葉七至八右原出千金云集驗同

霍亂蠱毒宿食心腹痛冷氣鬼氣方

極鹹塩湯三升一味霍亂心腹暴痛宿食不消積冷煩滿者熱飲一升以指剌口令吐宿食使盡不盡更剌吐訖復飲三吐住靜止此法大勝諸藥俗人以為田舍淺近法鄙而不用守死而已凡有此疾案疾原作疾據宋本改即須先用之外臺卷六葉十五至十六右方原出千金云集驗同

療兩臂腳及胷脅轉筋者方

煮苦酒三沸漬氈裹轉筋上令〇案令原作合濡宋本熙寧本改少

粉尤佳又以綿纏膝下至足

若轉筋入腹中如轉者方〇案原脫如字據宋本補

取雞屎白一方寸匕水六合煮三沸溫頓服勿令病

者知 外臺卷六葉二十右方 原出肘後云集驗同

霍亂轉筋入腹不可奈何方

極鹹作鹽湯於槽〇案原作糟濡宋本熙寧本改中煖漬之則差

又方 之

以醋煮青布搨〇案原作搨搨並脫之字宋本熙寧本改補 脚膝冷復易之 外臺

卷六葉二十至二十一右

二方原出千金云集驗同

療卒遇中得霍亂無有方藥氣息危急醫視捨去皆云必死療之方

蘆蓬蘘一大把煮令味濃頓服二升則差已用有効食中魚蟹毒者服之尤良外臺卷六第三十九右方出小品文集驗同

乾嘔

療病人乾嘔方

取羊乳汁飲一杯

療吐逆乾嘔生薑湯方

生薑四兩 澤瀉三兩 桂心二兩 橘皮三兩 甘草二兩 茯苓四兩 人參一兩 大黃四兩

右八味切以水七升煮取三升服五合日三忌海藻菘菜醋物生葱 外臺卷六葉三十八至三十九

治干歐或噦手足逆冷方

橘皮四兩 生薑六兩

切以水六升煑取三升服一升 醫心方卷九治干嘔方第十七葉三十一下

噦

療卒噦方

枳實三枚炙去核㕮咀之以三家乳一升以羊脂五兩並枳實合煎後内乳合煎去滓含咽之 外臺卷六葉四十一

右方原在第六卷中今入本卷

西丁第又卷

食不消

治凡所食不消方

取其餘類燒作末酒服方寸匕便吐去宿食即差陸

光錄說有人食桃有不消作病時已晚無復桃就樹

間得槁桃燒服之登

時吐出病即差醫心方卷九治宿食不消方第十葉二十二

（槁○案槁旁注云玉口老反，燥也，枯也。行準案疑与槁通）

治久寒胸脇逆滿不能食吴茱萸湯方

吴茱萸卅一人参一兩生薑八兩小麥一升甘草一兩桂心一兩

半夏一升大棗卅枚

凡八物，㕮咀，以清酒五升、水三升，煮取三升，絞去滓，適寒溫飲一升，日三。醫心方卷九治寒冷不食方第十一，葉二十五上。

噫醋

人食畢噫醋及醋心方

人參二兩　茱萸半升　生薑三兩　大棗十二枚

水六升，煮取二升，再服之。醫心方卷九治噫醋方第十五，葉二十八。右方原出葛氏，云集驗方同之。○案外臺引延年此方云出集驗，同，文稍異，第六右。

療食訖醋咽多噫，吳茱萸湯方

吳茱萸五合○　生薑三兩　人參二兩　大棗十二枚，破。○案原脫破字，據[illegible]本補。

右四味，切，以水六升，煮取二升，絞去滓，分為三服，每

服相去十里久或中间食時後然服一剂銷淡破冷

○案原脱或至冷十四字據熙寧本補　外臺卷六葉四十九下右方原出延年云集驗同

宿食

療宿食結實及淡澼○案淡原作痰據宋本熙寧本改澼實朮苐散方

朮苐兩一　赤小豆兩四

右二味擣篩溫湯三合以散一錢匕投湯中和服之須臾當吐不吐更服半錢湯三合又吐不吐不亡飲冷水

外臺卷八葉二十至二十一上

欬嗽

治忽暴氣嗽奔喘坐卧不得并喉裏呀聲氣欲绝方

麻黄三両去節 杏人四両去皮 干薑二両 紫胡四両 橘皮二両

切以水六升煮取二升半分三服 醫心方巻九治欬嗽第一葉六

療久患氣嗽發時奔喘坐臥不得并喉裏呀聲氣欲絶方

麻黄去節 杏人去尖皮両人者砕 紫菀各三両 紫胡 橘皮各四両

右五味切以水六升煮取二升半去滓分三服一剤不差頻両三剤從来用甚験 外臺巻九葉二十五

療冷欬嗽上氣胸滿唾腥膿血四味石鍾乳散方

鍾乳研砕 白礬石錬 款冬花 桂心各一分

右四味擣合下篩以筒吸之如大豆許一匕聚先食日二不知稍増之數試有験當作七聚遂吸之忌生葱 外臺

医心引方引此

卷九葉三十五至三十六右

方，原出古今录验，云集驗同

肺痿

療肺痿欬唾涎沫不止咽燥而渴方（一云不渴）

生薑（五両） 人參（三両） 甘草（二両，炙） 大棗（十二枚，擘）

右四味切，以水五升煮取一升半，分再服。忌海藻菘菜

療肺痿欬嗽涎沫心中温温咽燥而渴方（一云不渴）（〇集驗、范汪、文仲、千金、肘後同）

生薑（五両） 甘草（二両，炙） 大棗（十二枚，擘）

右三味切，以水五升煮取一升半，分再服。一方乾薑三

兩代生薑。忌海藻菘菜

療肺痿時時寒熱兩頰赤氣急方

丁前

童子小便每日晚取之去初末少許小便可有五合取上好甘草量病人中指節男左女右長短截之炙令熟破作四片內小便中置於閑淨處露一宿器上横一小刀明日平旦去甘草頓服之每日一劑其童子勿令喫五辛忌海藻菘菜熱麪（外臺卷十葉二至三）

治肺委欬唾涎沫不止咽燥而渴不方

生薑五兩 人參三兩 甘草炙四兩 大棗十五枚擘

右四物以水七升煮取三升分三服（醫心方卷十三治肺瘻方第十五葉）

三十 下

肺癰

療胸中滿而振寒脈數咽燥而不渴時時出濁唾腥臭久久吐膿如粳米粥是爲肺癰桔梗湯方

桔梗二兩　甘草二兩炙

右二味切以水三升煮取一升分再服朝暮吐膿血則差外臺卷十葉十三

大觀本草引此方文稍異錄於後

療胸中滿而振寒脈數咽燥不渴時時出濁唾腥臭久久吐膿如粳米粥是爲肺癰治之以桔梗甘草各二兩炙以水三升煮取一升分再服朝暮吐膿血則差也大觀本草卷十桔梗條圖經引葉二十一上

肺氣不足

補肺湯療肺氣不足欬逆短氣寒從背起口中如含霜雪語無音聲而渴舌本乾燥方

五味子 白石英末綿裹○案末原作研擣迎宋本改 鍾乳末同上○案原脫末字擄迎宋本補 桂心 橘皮 桑根白皮各三兩 粳米二合 茯苓 竹葉 款冬花 紫菀各二兩 大棗五十枚 杏人五十枚去兩人尖皮 蘇子一升 生薑五兩 麥門冬四兩去心

右十六味切以水一斗三升先煮桑白皮大棗粳米熟去滓內諸藥煮取四升分三服日三夜一服○案原脫服字擄迎宋本補 忌大酢生葱外臺卷十葉九至十

肺脹

治欬嗽咳氣結脹

乾薑為末熱酒調一钱服 大觀本草卷八乾薑條第一下

療肺脹欬嗽上氣咽燥脉浮心下有水麻黄湯方

麻黄去節 芍藥 生薑一法五兩○案原脫一法二字據證類本補 細辛

桂心各三兩 半夏半升洗 石膏四兩碎綿裹○案原脫碎綿裹三字據證類本補

五味子半升

右八味切以水一斗煮取三升分三服忌生葱羊肉餳

生菜 外臺卷十葉十一右方 原出千金云集驗同

沃雪湯療上氣不得息臥喉中如水雞聲氣欲絶方

麻黃（去節）四兩 細辛二兩 五味子半升 杏人四十枚（去皮尖兩人者熬）[illegible]（碎綿裹）桂心 乾薑各一兩 半夏（洗去滑一方四兩）如博棊子八枚

右六味，切，以水一斗，煮取三升，絞去滓，適寒溫，服一升。投

極則臥，一名投杯麻黃湯。令人汗出，不得臥，勿怪，亦可

從五合，不知稍增，日再。凡煮麻黃，先煎二沸，去上沫，又

內餘藥。忌生葱、生菜、羊肉、餳。（外臺卷十葉二十九右，方出古今錄驗，云集驗同）

肺熱悶不止，胸中喘急，悸，客熱往來，欲死，不堪服藥，泄胸

中喘氣

用桃皮、芫花各一升，二物以水四升，煮取二升五合

右搗以故布手巾内汁中薄背溫四肢不過數刻即歇大觀本草卷二十三桃核條圖經引第二十七上

賁豚

賁豘茯苓湯療腹氣○案原作短氣，據宋本改五藏不足，寒熱厥逆，腹脹滿，奔走衝胸膈，發作氣欲絕，不識人，氣力羸瘦，少腹起騰踊如豘子，走上走下，馳往馳來，寒熱拘引，陰器手足逆冷，或煩熱者方

茯苓四兩 生葛八兩 甘草二兩，炙 李根白皮切，一升○案原脫一字，據照寧本補。又此藥原在芎藭下，今據宋本移此 生薑五兩 半夏洗，一升 人參三兩 芎藭二兩

右九味切以水一斗二升煮取五升服一升日三夜二服忌羊肉餳海藻菘菜酢物等。集驗心方引此方藥有異今采次下

賁豚茯苓湯治虛氣五藏不足寒氣厥逆腹滿氣奔衝胸膈發作氣欲絶不識人氣力羸劣小腹起騰踊如豚子走上走下方

生葛八兩　甘李根白皮切一升　生薑五兩　伏苓四兩　半夏一升洗　人參三兩　甘草二兩炙　當歸二兩　芎藭二兩　肥豚一頭卅斤者遂走令口中沫出刺取血出　治豚如食法以水足淹豚豚熟出之澄取清汁吹去上肥得一斗二升酒二升并血合煮諸藥取五升服八合日三　心醫

方卷九治賁豘

方第六葉十三至十四

療賁豘氣上衝胷腹痛往來寒熱賁豘湯

甘草二兩炙　芎藭二兩　當歸二兩　半夏四兩湯洗　黃芩二兩○案原作三兩據宋本改　生葛五兩　芍藥三兩　生薑四兩　甘李根白皮一升切

右九味切以水二斗煮取五升去滓溫服一升日三夜二服忌海藻菘菜羊肉餳等外臺卷十二葉四十六至四十七

療賁豘氣從下上者湯方

生葛五兩　甘李根白皮五兩切○案此藥原在生薑下今從宋本移此　半夏五兩洗　黃芩二兩　桂心二兩　芍藥三兩　人參二兩　生薑五兩

右八味切以水一斗五升煮取五升去滓溫分為五服

日三夜二服忌羊肉餳生葱 外臺卷十二葉四十七下

泄利

黄帝曰人苦溏泄下利者何對曰春傷於風夏生溏泄腸澼久風為濡洩（外臺引此云黄帝問曰人若溏洩下痢者何也對曰春傷於風夏生溏洩腸澼久風為濡洩也 外臺卷二十五葉二）

論曰洩凡有五種各不同胃泄者飲水不化色黄言下食之物皆完出不消也脾洩者腹脹滿洩注食即歐逆言下利猶如注水不可禁止也大腸洩泄者食已窘便白色腸鳴切痛食訖即欲利言痛如刀切其腸也小腸泄者而便膿血少腸痛也小腸處在腹故令少腸痛大瘕泄者裏急後重數至而不能便莖中痛也瘕者结也小腹有结而復下

利者是也（醫心方卷十一治泄利方第卅葉三十八下）

療熱水穀下痢黃連阿膠湯方

黃連　阿膠炙各二兩　梔子三十枚擘○案原脫擘字據遐寧本補　烏梅十二枚碎○案原脫碎字據遐寧本補　黃蘗一兩

右五味切以水七升煮取二升半分為再服神良

又方

黃連一升金色者打碎○案原脫打碎二字據遐寧本補　陳米五合

右二味以水七升煮取二升分再服（外臺卷二十五葉二至三）

蜀沙門傳水痢以訶梨勒三顆麪裹炮赤去麪取訶梨勒皮搗為末飯和為丸米飲空腹下三七丸已百人見

全漢三國六朝唐宋醫方 一 杉考室

治血痢神妙 乾薑急于火內燒黑不令成灰 瓷碗合放冷為末每服一錢米飲調下 本草卷八乾薑條葉一下

葛氏療卒下血方 小豆一升 右一味搗碎水三升和絞取汁飲之 立止

又方 黃連一兩 黃蘗一兩 梔子二兩

効 大觀本草卷十四 訶梨勒條葉九

療下赤痢方

秫米一把 鯽魚鮓二臠細切 薤白一虎口細切

右三味以○案原脱以字據影宋本補合煮如作粥法啜之 外臺卷廿五葉二十下

療卒下血不止方

草龍膽一虎口○案原作一握據影宋本補

右一味切以水五升煑取二升半分為五服如不差更服 外臺卷二十五葉二十三下

治暴下赤白方

右三味切以酒二升漬一宿去滓煮三沸頓服之忌豬肉冷水五○案忌豬肉冷水五字據[illegible]本補外臺卷二十五葉二十四上

按右二方原書在卷十一中接於集驗方下證類本草引集驗知為集驗者附入於此

香豉一升　薤白一把

凡二物以水三升煮取頓服之醫心方卷十一治赤白利方第廿四葉三十二

治赤白滯下久不斷穀道疼痛不可忍宜服溫藥熬鹽熨之醫心方卷十一治利後穀道痛方第卅二葉四十六

結腸丸療熱毒下不斷不問久新悉療之方

苦參　橘皮　獨活　阿膠炙　芍藥　乾薑　黃蘗

甘草炙　鬼臼各四分

右九味搗篩蜜與膠共烊以和丸併手捻作丸如梧子暴燥以飲服十丸日三不知稍加此方亦療諸痢下及卒下患効忌海藻菘菜等○案原脫忌至等六字據[illegible]本補

建脾丸○案原作稗脾，據盛寧本改 療脾滑胃虛弱，泄下不禁，飲食不消，雷鳴㽲痛方

附子炮，一兩 蜀椒汗，一兩 桂心二兩 赤石脂 黃連 人參

乾薑 茯苓 大麥蘗 陳麴熬○案熬原作炒，據盛寧本改

石斛 當歸各二兩 鍾乳三兩，研

右十三味，擣篩，蜜和，以酒服十丸，乃梧子，日三，稍稍加之。忌猪肉冷水生葱酢○案原脫忌至酢八字，據盛寧本補 外臺卷二十五葉四十一至四十二

治久新寒冷下利，脫肉不安，食輒注下，令人生肉烏梅丸方

八十六、泄利上

烏梅三百六十枚去核熬令可擣 附子四兩炮 黃連十二兩 乾薑四兩

凡四物擣下篩蜜丸飲服如梧子十丸日再 神丸醫心方卷

十一治泄利方

第廿葉十七至二十八

療下痢腸滑飲食及服藥皆完出肝猪丸方

猪肝一斤炙令乾○案原作煮焙乾據醫心方本改 黃連 阿膠炙 烏梅肉

熬各二兩○案脫胡粉七碁熬字據醫心方本補 胡粉七碁子

右五味擣下篩蜜和酒服十五丸如梧子日三稍加以

可散服外臺卷二十五第四十三下

癭

療癭酒方

昆水雨從露出柳根卅三十

右以水一斛煮得五斗同米三斗釀之酒成先食服一

升日三 外臺卷二十三葉三上

療癭方

小麥一升

醇苦酒一升漬小麥令釋漉出暴燥復漬使苦酒盡暴

麥燥擣篩以海藻三兩別擣以和麥末令調酒服方寸

匕日三禁鹽生魚生菜豬肉 外臺卷二十三葉二至三 右方原出小品云集驗同

療癭方

小麥三升

右以三年米醋三升漬麥乾之更浸使盡醋又暴乾擣節為散別擣昆布為散每服取麥散二匕昆布散一匕旦飽食訖清酒和服之若不能飲酒者以水和服亦得服盡即差多服彌善無所禁但不用舉重及悲啼煩惱等事

外臺卷二十三葉四右 方原出文仲 亦集驗同

集驗方卷五

淡飲

痰飲積聚嘔逆兼風虛勞陰疝方

霜後蒺藜苗子擣汁一石先以武火煎減半即以文火煎攪勿停手候可丸止空腹酒下梧子大三十丸煎服亦得（外臺卷八葉十四下）

療痰澼心腹痛兼冷方

鱉甲（炙） 柴胡 赤芍藥（各八分） 甘草（炙） 枳實（炙） 生薑 白朮（各六分） 檳榔（七箇末湯成後下○案原脫末至下五字據宋本壓寧本補）

右八味切以水六升煮七味取二升半去滓內檳榔末

分服八合當利忌海藻菘菜莧菜桃李雀肉等 外臺卷八葉十六

治胸中淡飲腹中水鳴食不消嘔吐水湯方

大檳榔卅口令子碎 半夏八兩 生薑四兩 杏人四兩 白术四兩 伏苓五兩 橘皮三兩切

水一斗煮取三升分三服 醫心方卷九治淡飲方第七葉十七

療卒頭痛如破非中冷又非中風其痛是胸膈中淡〇肇原作痰擬宋本改厥氣上衝所致名為厥頭痛吐之則差方

但單煮茗作飲二三升許適冷暖飲三升須臾適吐適吐畢又飲能如此數過劇者須吐膽汁乃止不損人渴而則差 外臺卷八葉二十三右 方原出千金云集驗同

半

噎

瘴氣噎煎方

蜜酥薑汁各一升

右三味合和微火煎五六大沸取如大棗二枚内酒中

飲之直抄服之亦好

通氣噎湯方

半夏洗三兩 桂心三兩 生薑八兩 羚羊角三兩

右四味切以水八升煮取三升分服本升日再服忌羊

肉生葱餳 外臺卷八第四十三至四十四右二方原出第四卷中今移入此卷又案此方醫心方引之方藥有異录以下

通氣噎湯方

半夏八兩洗　桂心三兩　生薑八兩

凡三物以水八升煮取三升服半升日二（醫心方卷九治氣噎方第五葉十二）

療噎方

取頭垢如棗大以粥若漿水和服之（外臺卷八葉四十六右方字出草十卷中今稱此卷）

理諸噎方

炭末綿裹如彈子大含少細細嚥津即下（外臺卷八葉四十六右方原出千金云集驗同）

98

療卒食噎方

舂杵頭糠置手巾角以拭齒立下外臺卷八葉四十七右方原出肘後

療醋噎方

羌活五兩

擣用水一升浸三宿每日温服五合差

療氣噎不下食兼嘔吐方

半夏四兩洗　生薑三兩各切

右二味以東流水二大升煎取一升去滓温服三合日三服〇案醫本作五日服　忌羊肉餳外臺卷八葉四十八上

半夏湯千金作乾薑湯主飲食輒噎方

乾薑 石膏各四兩 桔梗〇案千金作桔梗根 人參 桂心各二兩

半夏一升 吳茱萸二升 小麥一升 甘草一兩 赤小豆三十粒

右十味㕮咀以酒五升水一斗煮棗二十枚去滓合煮

取三升分三服 日本影刻北宋本千金方卷十六葉十二林億等校引行 準案此即外臺卷八葉四十六下心動

半夏湯方多大麥一味爲十一 味惟外臺未云集驗耳同也

療卒食噎不下方

取蜜含之咽下 外臺卷八葉四十八右 方原出備急云集驗同

噎塞不通方〇案小島氏校云 噎上恐有脫字

營實根十二分

右一味擣爲散酒下方寸匕日三服 外臺卷八葉四十 九至五十

哽

療哽方

凡書文曰天有門地有根諸家入口者皆得當吞 外臺

卷八葉五十二右方 原出深師方集驗同

療哽方

取鹿筋漬之濡索之大如彈丸持筋端吞之候至哽處徐徐引之哽著筋出

又方

末虎骨若狸骨服方寸匕

又方

服瞿麥末方寸匕

又療諸哽方

鸕鷀屎末服方寸匕 外臺卷八葉五十二至五十三 右四方原出千金云集驗同

療食諸魚骨哽方

小嚼薤白令柔以繩繫中央持繩一端吞薤到哽處引哽當隨出

療魚骨哽在喉中衆法不能去者方

取飴糖丸如雞子黃大吞之不去又吞之漸大作丸比用得効也 口案原脫亦至丸五字又比原作此並據監亭本補改

療食中吞髮哽不去繞喉者方

取梳頭髮燒灰飲服一錢匕外臺卷八第五十三至五十四右三方原出文仲

誤吞

療誤吞睹（賭）眛（昧）當錢方

擣火炭服末方寸匕則出外臺卷八第五十六右方原出文仲云集驗同

療誤吞銀鐶及釵者方

取飴糖一斤一頓漸漸食盡多食之鐶及釵便出也

療誤吞鍼方

取精吸鐵磁石末〇案精原作真據函寧本改酒白服一方寸匕

解曰磁石特能吸取鐵鍼雖云令吞鍼哽在喉中而服磁石末入腹耶若含磁石口中者或吸鍼出耳〇鍼鉤

寧本作錢二理詳取其義焉外臺卷八葉五十六右二方原出古今錄驗亦集驗同

夢泄精

治夢泄精方

韭子一升熬

一物搗篩酒服一方寸匕日再神效醫心方卷十三治虛勞夢泄精方第

灸丈夫夢泄法三葉十上

灸足內踝上一寸一名三陰交二七壯兩腳皆灸內踝七口案七原作踝據寧本改疑即踝之則作踝是大脈並四指是外臺卷十六葉五十二下

腰痛

腎主腰脚腎經虛損風冷乘之故腰痛也又邪客於足少陰之絡令人腰痛引少腹不可以仰息診其尺脉沉主腰背痛寸口脉弱腰背痛尺寸俱浮直下此為督脉腰強痛凡腰痛有五一曰少陰少陰腎也十月萬物陽氣皆衰是以腰痛二曰風痹風寒著腰是以腰痛三曰腎虛役用傷腎是以腰痛四曰臀腰○案原腎腰據宋本遐寧本改墜墮傷損腰是以腰痛五曰寢臥濕地是以腰痛其湯熨鍼石別有正方補養宣導今附於後養生方云飲食了勿即臥久作氣病令人腰痛痺又曰大便勿強努令人腰疼目澀又笑過多即腎

轉動令人腰痛又云人汗出次勿企牀懸腳久成血痺兩足重腰痛導引法云凡學將息人先須正坐並膝頭足初坐先足指相對足跟外扒坐上少欲安穩須兩足跟向內相對坐上足指外扒覺悶痛漸漸舉身似款便坐足上待共內坐相似不痛始雙立○案立原作竪據巢本改足跟向上坐上足指並反向外每坐常學去膀胱內冷風膝冷足疼上氣腰疼盡自消適外臺卷十七葉十七右方原出病源云集驗同

療風濕客於腰令人腰痛獨活湯方

獨活三兩 生薑六兩 乾地黃五兩 芍藥四兩 防風三兩 桂心三兩

栝樓三兩 甘草二兩炙 麻黃二兩去節 乾薑三兩

右十味切以水八升酒二升煮取三升分三服不差重

作忌海藻生葱菘菜蕪荑 外臺卷十七葉十九至二十

療腰痛熨法

菊花二升 芫花二升 羊躑躅二升

右三味以醋拌令濕潤分為兩劑内二布囊中蒸之如

炊一斗米許頃適寒溫隔衣熨之於即易熨痛處定之即差

外臺卷十七葉二十右方 原出延年之集驗同

療腰卒然痛杜仲酒方

杜仲半斤 丹參半斤 芎藭五兩 桂心四兩 細辛二兩

右五味切以酒一斗浸五宿隨多少飲之延年忌生葱

生菜外臺卷十七葉二十四

治腎藏風壅積腰膝沈重威靈仙末蜜和丸桐子大初服溫酒下八十丸平明微利惡物如青濃桃膠即是風毒積滞也如未動夜再服一百丸取下後喫粥藥補之一服月仍常服溫補藥大觀本草卷十一威靈仙條葉六下

腰痛不可忍用橘子人炒研為末每服一錢酒一盞煎至七分和滓空心服大觀本草卷二十三橘條葉六下

腰脚痛

秦艽散療風冷虛勞脚腰疼痛諸病悉主之方

秦艽四分 白术十四分 桔梗四分 乾薑五分 附子炮三分 牡蠣熬

防風六分 人參四分 茯苓四分 柏子仁二分 黄芩三分 桂心五分

細辛三分 甘草三分 杜仲三分

右十五味擣篩爲散以酒服方寸匕日再服一方加鍾

乳粉一兩忽好忌桃李雀肉生葱生菜豬肉冷水 外臺卷十

七葉二十七下

虛勞

淮南五柔丸療虛勞不足飲食不生肌膚三焦不調大便

秘澀此藥和腸臟并療癖飲百病方

大黄一斤 前胡二兩 茯苓一兩 細辛一兩 蓯蓉一兩 半夏一兩湯洗

當歸一兩 葶藶子一兩熬 芍藥一兩

右九味擣篩蜜和擣萬杵丸如梧子食前以湯飲下五丸日再服加至十九忌生菜酢物羊肉餳等 外臺卷十七葉三十七至三十八上

療虛勞裏急諸不足黃耆建中湯方

黃耆三兩 桂心三兩 甘草三兩炙 芍藥二兩 生薑四兩 大棗十二枚擘 飴糖一斤

右七味切以水一斗二升煮取六升去滓內飴糖令消適寒溫服一升間日可作嘔者倍生薑腹滿者去棗加茯苓四兩忌生葱海藻菘菜 外臺卷十七葉四十四上

枸杞湯療虛勞口中苦渴骨節煩熱或寒方

枸杞根白皮切五升 麦门冬去心一升 小麦洗二升

右三味以水二斗煮麦熟药成去滓分服一升差止外台

卷十七叶四十六

疗虚烦闷不得眠千里流水汤方□集验本无流字

半夏洗三两 生姜四两 麦门冬去心三两 酸枣人二两 甘草炙二两

桂心三两 黄芩三两 萆薢二两 人参二两 茯苓四两 秫米一升

右十一味切以千里流水一斛煮米令蟹目沸扬之万

遍□集遍原作遍据宋本集验本改澄清一斗煮诸药取三升分三服

忌海藻菘菜羊肉饧酢物生葱

烦闷不得眠方

虚劳方入此

生地黄五两 香豉五合绵裹 人参二两 粟米三合 茯苓四两 知母四两

麦门冬三两去心 前胡三两 甘草二两炙 杞枸根皮五两

右十味切以水八升煮取二升七合去滓分四服忌海

藻菘菜芜荑酢物 外台卷十七叶四十七至四十八右 二方系未本卷数

温胆汤疗大病后虚烦不得眠此胆寒故也宜服此汤方

生姜四两 半夏二两洗 橘皮三两 竹茹二两 枳实二枚炙 甘草一两炙

右六味切以水八升煮取二升去滓分三服忌羊肉海

藻菘菜饧 外台卷十七叶四十九下

五淋

五淋者石淋气淋膏淋劳淋热淋也石淋之为病小便出

中痛尿不得卒出時自出痛引少腹膀胱裏急氣淋之爲

病小便難常有餘瀝膏淋之爲病尿似膏自出○案目原作白據宋

本改照寧少腹膀胱裏急勞淋之爲病倦即發痛引氣衝小

便不利熱淋之爲病熱即發甚尿血後如豆汁狀畜

作有時五淋各異療方用雜故不載也 外臺卷二十七葉八至九

治五淋苦杖不計多少爲末每服二錢用飯飲下不拘時

候 大觀本草卷十三儒杖條葉四十六

療淋方

以比輪錢三百文以水一斗煮取三飲汁之千金不

傳○案原脫千至傳四字據照寧本補神効○醫心方淋集驗此方云文卒得淋方取作得金下有

秘字无神効二字餘同

又方

取牛耳中毛燒灰服半錢匕立愈○醫心方卷十二治諸淋方第四葉十卒得淋方匕作上餘同大觀本草卷十七黃犍牛條葉九引集驗此方云治淋取牛耳中毛燒取半錢水服差

又方

燒頭髮灰服之良外臺卷二十七葉五

療石淋方

鯉魚齒一方貝齒一兩擣篩以三歲苦酒和分爲三服宿不食旦服一分日中服一分暮服一分外臺卷二十七

葉十一下

大小便難

療脾胃不和常患大便堅強難方

大黃 芍藥 厚朴二兩炙各 枳實六枚炙 麻子五合別研

右五味擣篩入蜜和爲丸如梧子桐大每服十丸

日三服稍稍增之以通利爲度可常將之外臺卷二十七葉二十右

方源出肘後云集驗同

治久不得大小便方

猪脂如雞子著一杯酒中煮之令沸頓服

又方

煮葵根汁服彌佳醫心方卷十二治大小便不通方弟十二葉十八

治大便難牢腹熱連日欲死方

白蜜三升於微火上煎之使如強餔□案書眉注云餔薄故反｜又作糊此字不明半邊以投冷水中須臾當凝出丸丸如手指大

長六寸內穀道中即得通

不得大便十日或一月煩滿欲死方

葵子一二升水四升煮取一升去滓頓服之醫心方卷十二治大便難方弟十四葉廿三

治淋小便不利陰痛石韋散方

石韋二兩 瞿麥一兩 滑石五兩 車前子三兩 葵子二兩

下頁二方今存

下二方入石韋散前

後入

凡五物下篩先食服方寸匕日三 醫心方卷十二治小便不通方第十七葉廿九 外臺卷二十七葉三十三至三十四引集驗此方石韋二兩下有去毛二字餘同

療小便難淋瀝湯方

滑石八兩 石韋三兩去毛 榆皮一升 葵子一升 通草四兩

右五味切以水一斗煮取三升分三服 一方加黃芩三兩 外臺卷二十七葉三十二下○案此方原在石韋散之上 仁方並出第廿卷中

療大小便不通三陽實大便不通方

榆白皮三兩 桂心二兩 滑石六兩 甘草三兩炙

右四味以水一斗煮取三升分三服忌海藻菘菜生葱 ○案原脱忌至葱七字據聖惠補 外臺卷二十七葉二十六右方原出范汪云集驗同

下編

療関格之病腸中絞痛不得大小便一日一夜不差欲死方

芒硝三兩紙三重裹於炭火内燒令沸安一升水中盡服之當先飲温湯一二升以來吐出乃飲芒消汁也

外臺卷二十七葉二十六
右方原未牽卷數

遺尿

療遺尿方

取雄雞腸燒灰為末用三指一撮服之朝暮服当愈

外臺卷二十七葉三十六上〇案大觀本草引集驗此方文稍簡（以下作治遺尿云云）

治遺尿取雄雞腸燒末三指撮朝服暮愈

治尿床雞肶胵一具并腸服之男雌女雄右二方並出大觀本草卷十九

丹雄雞條葉五

小便數多

療小便數而多方

羊肺羹内少許羊肉合作之調和鹽豉常食之法多少任意不過三具効外臺卷二十七葉四十四下

療癧 此门入九又五淋●上

療寒熱瘰癧散方

連翹 土瓜根 龍膽草○案宋本无草字 苦參 黃連

栝樓 芍藥 常山皮各一兩○案原脫一字據宋本補 貍頭骨

炙一枚

右九味擣下篩酒服五分匕日三忌豬肉冷水 外臺卷二十三葉二十六右方出千金云集驗同

療寒熱瘻瘰癧散方

連翹六分 土瓜根四分 龍膽五分 黃連四分 苦參六分 栝樓四分 芍藥五分

又方

陵鯉甲二十一枚燒擣末傅瘡上効 外臺卷二十三葉二十九至三十右二方並未詳卷數

療鼠瘻及瘰癧膏

白馬牛羊猪雞等矢屑各一斤

漏蘆　藁本各二斤（案：二本作一桶，宋本改）

右七味并於石上燒作灰，研絹篩之，以猪脂一升三合煎亂髮一兩半，令髮消盡，乃內諸藥屑，微火上煎五六沸，藥成。先去瘡上痂，以塩湯洗，新綿拭瘡，令燥，然後傅膏。若無痂，猶須湯洗，日再。若著膏，當以帛覆，無令風冷。神驗。療癧以膏傅上，六日再。

療六〻熱瘻癧散方

白曾青半兩　當歸　防風　栝樓根　芎藭　黃耆

狸骨炙　甘草炙各二兩　細辛　乾薑　露蜂房炙各一兩　礬石

燒半日大附子炮茬子各半兩斑貓去首足羽翅熬芫菁去首足羽各五

枚熬

右十六味搗下篩爲散以酒服一錢匕日再忌猪肉冷

水海藻菘菜

瘰鼠瘻方

蛇腹中鼠蝦蟇燒末酒服方寸匕甚効

又方　熨

以槲葉搗末傅腫上熱炒鹽熨之即消良効外臺卷二十三

葉三十一

至三十二

集驗方卷六

疝

療寒疝氣來往衝心腹痛桂心湯方

桂心四兩 生薑三兩 吳茱萸二兩

右三味切以酒一大升煎至三合去滓分溫三服如人行六七里一服忌生葱

療寒疝下牽少腹痛附子丸方

附子二兩炮去皮〇案原脫去皮二字據宋本匯本補 桃人三兩去皮尖兩人熬〇案原脫兩人熬三字據宋本匯本補 蒺藜子一升去角尖熬

右三味擣篩末蜜和丸梧子大空腹酒下十丸漸加至

十五丸及二十九日再服忌生菜熱麵炙肉筍蒜豬魚

療積年腹内宿結疝冷氣及諸癖癥等香豉丸方

香美爛豉暴乾微熬令香即止

小芥子揀去土石〇案原脱揀字據宋本、血字本補　微熬令赤即止

各一斤

右二味擣篩蜜和丸〇案此下原有梧字大空腹酒服三字據宋本、血字本刪

二十丸漸加至三十丸日二服初服半劑以來腹中微

絞痛勿怪之是此藥攻病之候

療疝瘕冷氣方

採鼠李子日乾九蒸九暴酒浸服三合日兩服漸加

至三服能下血及碎肉積滯物外臺卷七葉四十六至四十七　右四方前二方云出第六卷中後二方未詳卷數

療卒疝暴痛方

灸大敦男左女右三壯立已穴在灸經圖上外臺卷七葉四十七上十九

疝氣桃人湯方

桃人去皮尖及雙人○案原脫及雙人三字據醫心方補　吳茱萸　橘皮　海藻各三兩　生薑　茯苓　羌活　蒺藜子去角各三兩

右八味切以水三升大煮取九合為三服空心服忌酢物外臺卷七葉五十一　右方未詳卷數

摶

療寒疝不能食方

取馬藺子一升每日取胡桃許以麵拌熟煮吞之然後依常飯日再服々盡必愈亦除腹內一切諸疾消食肥肌仍時燒摶熱以氈羊毛作鍾裹封鍾上熨之日一度尤佳 外臺卷七葉五十二 右方未詳卷數

療腎冷及疝氣滯後灌方

塩花一大合 燒水半大升

右二味和燒灌下部少間即下膿日一度再灌之即止 外臺卷七葉五十四 右方未詳卷數

癖

療冷熱久癖實不能飲食心〇案原脫飲食心三字據宋本補幽字本有飲食二字食下一字雜辨下虛滿如水狀方

前胡四兩 生薑四兩 枳實三兩炙 半夏四兩洗 白朮三兩 茯苓四兩 甘草二兩炙 桂心二兩

右八味切以水八升煮取三升分三服忌羊肉餳桃李雀肉生蔥醋物海藻菘菜〇案原脫忌至菜十六字據宋本幽字本補外臺卷十二葉六

癥瘕

治凡所食不消方

取其餘類燒作末酒服方寸匕便吐去宿食即差已上

外臺引集驗此方餘類作餘類餘同 陸光録○録外臺作祿說有人食桃有不消化病消作消化○案外臺不止无時已晩無復桃○案外臺作時無就樹間得熇○案熇旁注云五口老反燋也枯也桃外臺作熇行準案熇疑与槁通

桃子燒服之○案外臺作就林間得槁桃子燒服之登吐出病即差

○案外臺作登時吐病即差又案自陸光録以下外臺作小注今故從醫心方録入 醫心方卷九出宿食不消方第十葉二十二外臺卷十二葉十八右方原出第六卷中

療心下有物大如杯不得食者方

葶藶二兩熬○案原脫熬據宋本迎寧本補 大黃二兩 澤漆四兩洗

右三味擣篩蜜和擣千杵服如梧子二丸日三不知稍加○外臺卷十二葉十九右方原出肘後云集驗同○案醫心方引千金云集驗方同之而文小異

並录
汝煮

治癥堅心下如杯不食則腹滿心絞痛腹方

葶藶子二兩 大黃二兩 澤漆四兩

三味各異擣五百杵下篩冶葶藶子令膏下二物散

擣五百杵和以蜜服如梧子二丸不知稍增以知為

度 醫心方卷十治癥瘕方第六 葉十五右 方原出千金 云集驗同

療心腹宿癥及卒得癥方

取雄雞一頭飼之令肥肥後餓二日以好赤朱溲飯

極令朱多以飼雞安雞著板上取糞曝燥末溫清酒

服五分匕可五方寸匕日三若病困急者晝夜可五

六服一雞少更飼餘雞取足（外臺卷十二葉三十）

治卒暴癥腹中有物堅如石痛如刺晝夜啼呼不治之百日死方

取牛膝根二斤曝令小干以酒一斗漬之密塞器口舉著熱灰中溫之令味出先食服五六合至一升以意量多少（○案外臺引肘後云集驗同其文有異今並錄於下）

療卒暴癥腹中有物堅如石痛如刺晝夜啼呼不療之百日死方

取牛膝根二斤（㕮咀暴令極乾）

右一味酒一斗浸之密塞器中（○案塞匝字本作蜜）封口舉著熱

灰中温之令味出先食服五六合至一升以意量多少又用蒴藋根亦准此大良外臺卷十二葉三十右方原出肘後云集驗同

又方

用蒴藋根亦如此尤良〇案此方外臺引之与前方并一條

又方

多取常陸根檮蒸之〇案常陸注云商陸 以新布藉腹上以藥披著布上以衣覆上冷復易之晝夜勿息醫心方卷十治暴癥方第七葉十六右三方原出葛氏云集驗方同之又案此方外臺引千金翼云集驗同文小異並寻之

療卒暴癥方

商陸根擣蒸之以新布藉〇案原作籍據遐寧本改腹上以藥

鋪布上以衣覆卧易着心數日之中晨夕勿息

外臺卷十二葉三十一右方 原出千金翼云集驗同

療蠱癥伏在心下手揣見頭足時時轉者并心腹宿癥及

卒得癥方

白雌雞一雙絶食一宿明旦以膏熬飯飼之取其屎

無問多少以小便和之於銅器中火上熬令燥擣篩

服方寸匕日四五服消盡乃止常飼雞取屎差畢殺

雞單食 外臺卷十二葉三十三上〇案大觀本草引集驗此方文較簡略次下

主鱉癥及心腹宿癥及卒得癥

以白雌雞屎無多少小便和之於器中火上熬令燥

末服方寸匕多服不限度以膏熬飯飼雞彌佳大觀本草

卷十九黃雌雞條葉五下

黃帝問於岐伯曰水與膚脹鼓脹腸覃石瘕石水何以別之岐伯曰水之起也目果上微腫如新臥起之狀頸脈動○擊頸旁 注或作頸時欬陰股間寒足脛腫腹乃大其水已成也以手案腹隨手而起如裹水之狀

膚脹者寒氣客於皮膚之間鼕鼕然不堅腹大身盡腫皮厚案其腹窅而不起腹色不變

鼓脹者腹身皆腫大大與膚脹等也其色蒼黃腹脈起

腸覃者寒氣客於少腹外与衛氣相搏氣不得營因有所繫瘕而內著惡氣乃起息肉乃生始也大如鷄卵稍以益大至其成也若懷子之狀久者離歲月案之則堅推之則移月事時下

石瘕者生於胞中寒氣客於子門子門閉塞氣不得通惡血當寫不寫血不留止日以益大狀如懷子月事不以時下皆生於女子可導而下今案石水之證無本方病源論云石水者四支小腹獨大其根在膀胱醫心方卷十水病證候第十七葉二十三

療水腫方

黄犍牛尿一飲三升若不覺更加服之以得下為度

療老小者寧從少起飲半亦可用後方

療水腫方

猪腎一枚分為七臠甘遂一分末以篩為散以粉腎微火炙令熟食之至三四臠乃可止當覺腹中鳴轉攻兩脅下小便利去水即愈若三四臠不覺可食七臠令盡外臺卷廿葉五

療大水腫腹如鼓堅如石方

葶藶一升熬 椒目一升 芒硝六兩 水銀十二兩

右四味以水煮鍊水銀三日三夜數益水要當令黃白以合擣藥六萬杵自令相和如梧子先食服一丸日三

姤

々日增一丸至十丸不知更從一丸起病當從小便利當飲好牛肉羊羹晝夜五飲當令補養禁猪肉生魚菜勿忘飲漿水渴飲羹汁少少善鄭夫人常服效案原脫少至服八字據遐寧本補　外臺卷二十葉二十四　右方原出古今錄驗云集驗同

若但兩足腫者方

剉葱葉煑令爛以漬之日三四度良也　外臺卷二十葉三十右方　原出范汪方云集驗同

膀胱石水四肢瘦腹腫方

大豆五升　防己四兩　桑根白皮切三升　白术四兩　澤漆葉切三升

射干四兩　穀白皮切四兩一云三兩

赤小豆一卄 葱合青白切一卄 脫白字據醫心本補 〇集錄 蒺蔾子碎一卄

菘菜子一卄 蓄碎 蒴藋切五卄 也 豆一百枚合心皮打破

右六味以水一石二斗煮取四斗以淋洗身腫處

猪蹄洗湯療丈夫服石有虛因勞損熱盛當風臥傷於風

濕身變成熱風水腫病腹滿氣急四肢都腫小便不利陰

卵堅腫若腫生瘡痒赤爛哭欲死鼠名水疸以湯洗之方

猪蹄一雙 黃蘗剉五兩 蒴藋根切三卄 葳蕤子五合 蒺蔾子一卄

右五味以水三斗煮取二斗洗之日三 外臺卷二十葉三十

六至三十七上

葱白膏方療与前葱豆湯同

葱青白切半升　菘菜子半升　葶藶子半升破　蒴藋切半升　青木

香切二升　莽草一兩切　丹參切半升　生地衝半升　蒺藜子一升破

右九味以猪肪五升煎之三沸令水氣竭去滓傅痛處外禁

卷二十葉三十七右方原出古今錄驗同云集驗同

附子粳米湯主腹中寒氣脹滿腸鳴切痛胸脇逆滿嘔吐

方

附子一枚　半夏　粳米半升去　甘草一兩　大棗十枚　乾薑二兩

右六味㕮咀以水八升煮米熟去滓一服一升日三服

千金方卷十六葉十五下右方原出千金宋臣校云集驗加乾薑二兩今據以補入此卷

療水腹大臍平者法○案大臍監本作大臍

右七味切以水一斗半煮取六升去滓内好酒三升更煎取五升分五服日再夜一餘並明日服之忌桃李雀肉等。○案原脱忌至等六字據涎宋本補　外臺卷二十葉三十二至三十三

療石水痛引脅下脹頭眩痛身大熱灸法

灸關元

又灸石水法

灸章门然谷　外臺卷二十葉三十三

療暴卒患遍身腫滿方

大豆撻去黑皮。○案原脱撻至皮四字據涎宋本補

右一味擣篩為散粥清服三方寸匕日再甚良驗

療身体暴腫如吹方

巴豆三十枚合皮㕮咀

右一味以水五升煮取三升綿內汁中以拭腫上隨手減矣日五六拭勿近目及陰 外臺卷二十葉三十三下

葱豆洗湯療虛熱及服石熱者風露卧冷濕傷肌熱阻在裏或熱風水病心腹腫滿氣急不得下頭小便不利大便澀四肢腫及皮膚盛水晃晃如老蠶色陰卵堅腫如升莖腫生瘡或如死鼠此皆虛損腎中有熱強取風冷濕痹故也內宜依方服諸利水藥外宜以此湯洗四肢訖以葱豆膏傅之別以猪蹄湯洗瘡爛處及卵腫也方

灸西門入此（文見末頁）

灸臍中腹無文理者不可療

水腹脹○案脹字本作腫皮腫法

灸三里風水灸解谿外臺卷二十葉四十至四十一

眼

療目赤痛方

甘竹葉二七 烏梅四两碎 大錢三文

右三味以水二升洗漬藥半日早向東竈煮之三沸三

上三下取二合以注目眥

療目赤痛洗眼方

甤核人二十枚碎 苦竹葉一把 細辛半两切○案原脫切字據宋本補

右三味以水三升煮取半升以洗眼日三五度甚妙忌生菜 ○案原脫忌生菜三字據醫心方補 外臺卷二十一葉七八 ○又案外臺引[illegible] 集驗目錄卻引此卷數 右方未詳

療目中腫痛方

擣枸杞汁洗之日六七度 外臺卷二十一葉十六 右方未詳卷數

明目令髮不落方

十月上巳日取槐子內新甖中封口三七日洗去皮 ○案七原作十據醫心方改 初服一枚再服二枚至十日服十枚滿十日卻從一起 外臺卷二十一葉十八 右方未詳卷數

療目中風寒淚出皆赤癢乳汁煎方

黃連（三銖） 蕤人（二銖） 乾薑（四銖）

右三味擣散以乳汁一升漬垂一宿明旦於微火上煎得三合綿濾去滓○案濾原作絞據興寧本改取內米內眥中外臺卷二十一葉三十三

右方未本卷數

治目不明苦淚出方

用烏雞膽臨臥傅之良

又方

擣小酸棗汁注四眥數爲之醫心方卷五治不明方第十三葉十一下

蔓菁一升水煮同上葉十一上

療眼闇熱病後失明方

以羊膽傅旦暮各一外臺卷二十一葉三十七

右方未本卷數

~~治白翳覆瞳子黑精龍骨散方~~

熱病差後百日食五辛者必目瞎鯽魚作膾熏之 大觀本草卷二十鯽魚條葉十九上

治白翳覆瞳子黑精龍骨散方

龍骨一分 貝齒三枚 燒 礬石一分 燒

凡三物治下篩著眥頭日三 醫心方卷五治目膚翳方第十八葉十六上

治目熱生淫膚赤白膜方

搗枸杞汁洗之日五六 醫心方卷五治目赤白膜方第十七 右方原出葛氏

治目痛卅年方

取虫螺一枚以水洗之內烯杯中使螺口開以黃連

一枚内螺口中，螺飲黃連汁，苦螺吐汁，以綿注眥

中醫心方卷五治目赤腫

方第廿二葉二十一

治目中癢痛方

削干薑，令圓滑，内目中，眥有頃，復内之，辛竭者更易

醫心方卷五治目癢痛

方第廿四葉二十二上

療風眼爛眥者方

竹葉四兩 柏白皮六兩 黃連四兩

右三味，切，以水二升，煎取五合，稍稍滴兩眥，日三度，忌

猪肉

外臺卷二十一葉三十七

右方未知本卷數

治雀目，如神。黃蠟不以多少，器内熔成汁，取出，入蛤粉相

和得所成毬每用以刀子切作小片以二錢以猪肝二兩批

開摻藥在內麻繩扎定水一椀同入銚子內煮熟取

出乘熱熏眼至溫冷并肝食之日二以平安為度大觀

本草卷二十白蟮條葉五下

耳

療耳聾不聞人語聲方

杏人去皮尖熬　葶藶子熬　鹽末各等分

右三味擣研以少許豬脂和合煎以綿裹塞耳

又方

附子炮　瓜子　杏人去皮熬各等分

右三味擣以綿裹塞耳中 外臺卷二十二葉二 右二方未舉卷數

療聤耳出膿水散方

礬石 烏賊魚骨 黃連 龍骨

右四味擣末以棗核許綿裹塞耳中日再 外臺卷二十二葉十二右 方未舉卷數

療蜈蚣入耳方

炙猪肉掩耳即出 外臺卷二十二葉十五下 右方與千金翼方集驗同

齒

療齒痛方

雞屎白燒灰末以綿裹置齒痛上咬咋之差

又方

芎藭　細辛　防風　礬石燒令汁出　附子炮　藜蘆

莽草

右七味各等分擣篩為末以綿裹彈丸大酒漬熨所患

又方

濃含之勿嚥汁

獨活三兩　黃芩　芎藭　當歸　蓽撥各二兩　丁香一兩

右六味切以水五升煮取二升去滓微微含漱良久吐

却更含

又方

含白馬尿隨左右含之不三五口差 外臺卷二十二葉二十八至二十九上

治牙痛方

取枯竹燒一頭以柱鐵上得汁以著齒上即差 醫心方卷五治牙齒痛方第六十六葉四十九下

療齲齒方

取松脂銳如錐注齲孔內須臾齲蟲緣松脂出

又方

煮雞舌香汁含之差 外臺卷二十二葉二十五 右二方並未本卷數

療風齒疼腫悶方

莽草二兩

右一味以水五升煮取三升含漱之勿嚥汁

又方

椒粒二十　松根皮　莽草　細辛　菖蒲　牛膝各二兩切

右六味切以水四升煮取二升去滓細細含之以差為度　末差更作取差　外臺卷二十二葉三十七　右二方並未[illegible]卷載

療齒痛蠹方

生地黃　桂心

右二味合以含嚼咽汁無妨　外臺卷二十二葉四十七至四十八　右方未本卷載

脣

療瀋脣緊脣方

以青布卷燒炷著斧上取汁塗之良

又方

取乱髮蜂房六畜毛燒作灰以猪脂和如膏傅

又方

鼈甲及頭垢燒灰末傅之 ○案灰下原脫末字據監亭本補

又方

礬石燒末和胡粉傅之良 外臺卷二十二葉五十一上右四方並未著卷數

口

療口瘡方

朴消 黄蘗 大青

右三味切以水煮含之冷吐差止

又方

蘆根四两 黄蘗 朴消二两 生地黄五两

右四味切以水四升煮取二升去滓含取差含極冷吐

却更含之 外台卷二十二葉五十二 右二方元本未詳卷數

治口中生瘡方

取黄蘗削去皮作如鴨舌含之咽汁彌好蜜漬含之

佳 醫心方卷五治口舌生瘡方第卌三葉三十五下

治口中臭散方

甘草五両 芎藭四両 白芷三両

右三物治下篩酒服方寸匕日三 醫心方卷五治口臭方第四十二葉四十一

舌

治舌上忽出血如簪孔者亦治小便出血 已上宋臣校千金方引

燒亂髮灰水服方寸匕日三 已上千金方同 千金方卷十二葉十三下

治重舌方

以鈹針刺舌下腫者令血出愈勿刺大脈也 醫心方卷五治重舌方第五十五葉四十三下

喉

治喉痹方

㕮咀常陸根苦酒煮令熱以薄喉上冷復易 醫心方卷五治

治喉痺方第七十 葉五十二上

治纏喉風及喉痺牙宣牙癰口瘡并小兒走馬疳蚕退紙 〇走原作赤據影政和本改

不計多少燒成灰存性右鍊蜜和如雞頭大含化嚥

津牙宣牙癰揩齗上口瘡乾傅患處小兒走馬疳入

麝香少許貼患處佳大觀本草卷二十一原蠶蛾條 葉十六下四部叢刊本政和本

草卷二十一原蠶蛾 條葉十七上

集驗方卷七

飛尸

療飛尸瓜蔕散方

瓜蔕 赤小豆各一分 雄黄二分研

右三味擣下細篩一服五分匕稍增至半錢匕以酪服

藥外臺卷十三第二十六上

白駮

療頸項及頭面上白駮侵淫漸長有似癬但無瘡可療之方

乾鰻鱺魚脂以塗之先洗拭駮上外把刮之使磣痛

拭燥然後以鰻脂塗之一塗便愈難者不過三塗之

○案大觀本草引集驗此方文較簡今並錄以下

治頭項及面上白駮浸淫漸長有似癬但無瘡可治鰻鱺魚脂傅之先拭剥上刮使燥痛後以鰻脂傅之一度便愈甚者不過三度 大觀本草卷二十一鰻鱺魚條葉十三下

又方

取蚺蛇皮熟摩之數百過棄皮置草中

療身體白駮方

取木空中水洗之擣桂屑唾和傅駮上日三 外臺卷十五葉五十四下

治中惡方　中惡

大豆二七枚以鷄子中黄白酒半升合頓服之

又方

用釜底墨鹽三指撮和水服之

又方

用度〻其兩乳中央屈之從乳頭向後肋間灸度頭

隨年壯

又方

灸胃管五十壯〔醫心方卷十四治中惡方第二葉五至八〕

華他療中惡短氣欲絶方

灸兩足大拇指上甲後聚毛中各灸二七壯即愈又

灸三七壯〔外臺卷二十八葉二右云常出肘後方集驗同〕

療中惡遁尸，心腹及身体有痛處，甚者短氣不語，手摸按之得其痛處，則痛色動惡人近之，是痛處方

取艾小葉挼令碎○案原脫小字令字，據廣濟本補 著痛上，厚寸餘，鐺中煑湯和灰作強泥令鞕○案作下原脫強字，據廣濟本補 薄艾上，冷輒易之，不過再著則愈。

療中惡心痛，胸脇疞痛，喘急湯方

桃東行枝白皮一握 真珠一兩，碎○案原脫碎字，據廣濟本補 梔子人十四枚 生薑二兩 當歸 桂心各三兩 附子一兩，炮 香豉五合 吳茱萸五合

右九味，切，以水八升，煑取二升，去滓，內真珠，分二服。忌

猪肉生葱生血物○案原脱猪至物七字依忌水常法擬驗方本段補

又方

仰卧以物塞兩耳以兩個竹筒内死人鼻中使兩人痛吹之塞口傍無令氣得出半日所死人即噫噫勿復吹也

又方

擣皂莢細辛屑取如胡豆大○案原脱取至大五字擬驗方本補吹兩鼻孔中單用皂莢末亦佳外臺卷二十八葉二至三右四方第一方出第七卷餘三方並出第四卷中今並入此卷。

癰疽

黃帝曰夫子言癰疽何以別之岐伯答曰榮衛稽留於經脉之中則血泣而不行不行則衛氣從之而不通壅遏不得故曰熱。案原脫曰字據医宗本補又太素无熱字大熱不止熱勝則肉腐肉腐則為膿然不能陷肌膚於骨髓。案太素陷下无肌膚二字骨髓不為焦枯五藏不為傷故命曰癰黃帝曰何謂疽岐伯荅曰熱氣純盛。案太素作淳盛下陷肌膚筋髓骨肉。案肉太素作枯內連五藏血氣竭盡當其癰下筋骨良肉皆無餘。案無太素作毋故命曰疽疽者其上皮夭瘀以堅。案太素无其字瘀皮上有之字

六如牛領之皮（太素亦作上）癰者其上皮膚以澤（○案太素上皮作皮上）

此其候黃帝曰善

經言五藏不調致疽六腑不和生癰一曰熛疽急者二三日殺人緩者十餘日殺人二曰癰疽急者十餘日殺人緩者一月死三曰緩疽急者一年殺人緩者數年四曰水疽所發多在手足數年猶可療疽者數十種要如此于氏法癰之疾所發緩地不殺人所發若在險地宜令即外消若至小膿猶可療大膿致禍矣

一為脂尸　二為舌本　三為玄癰　四為喉節

五為胡脈　六為五藏俞　七為五藏繫

八爲兩乳　九爲心鳩尾　十爲兩手魚際○案原脫際字據萬安方補　十一爲腸屈之間　十二爲小道之後

十三爲九孔　十四爲兩臑腸　十五爲神主之舍一本云主害之舍

凡十五處不可傷而況於癰乎○案萬安方无而字若癰發此地遇良醫能不及大膿者可救至大膿害及矣

候賊風證但夜痛之骨不可按抑不得迴轉痛處不壯熱體亦不乍寒乍熱但覺體瘆瘆然冷○案瘆瘆聖濟本作瘆瘆程敏通云一作作索欲得熱熨痛處即小寬○案熨疑作熨時有汗此是賊風證也宜即得針灸服瘆風藥溫也方在瘆風候上大法宜知二候如此也

初得附骨疽即服漏蘆湯下之傅小豆薄得消也
下利已腫處未消者可除大黃用生地黃及乾地黃隨時
也熱漸退餘風未歇者可服五香連翹湯除大黃餘熱未
消可傅栝麻膏佳若失時不消成膿者用火針膏散如療
癰法又有膈（必忽切下同○案原脫必至同五字據熙寧本補）疾其著四肢其狀
赤脈起如編繩急痛壯熱其發於腳者喜從蹁踝起至踝
赤如編繩之謂膈病也
其發於臂者喜腋下起至掌也皆由四肢勞熱氣盛為湊
濕所折風結筋中成此疾也不即療取消潰去膿則筋攣
縮也其若但置不消後不潰其熱歇氣不散喜變作膈也

瘵之宜服漏蘆湯合下外以鋒針〻去血氣針石焉上結脈處傅小豆膏則消也皆可依瘵丹法消之及潰成膿出火針傅膏散以療癰法也

亦用甘蕉根膏之差

癰發腫高者病源淺○案病源作瘵下同等本腫下者病源深大熱者易瘵小熱者難瘵初便大痛傷肌晚乃大痛傷骨都堅者未有膿半堅半軟者有膿發腫都軟者血瘤也非癰發腫以漸知長引日月亦不大熱時〻牽痛瘤也非癰吴音曰謂諸氣結亦有腫久〻不消成癰瘵之宜散氣〻已散若初腫處有浮氣年衰皆發癰瘵之宜及年盛並折散熱

可無此憂

于氏治夫癰疽脈洪麤難療，脈微濇者易療，諸浮數之脈應當發熱而反惡寒者癰也，此或附骨以有膿也

趙乃言無虛勞腹中疾或發血瘤癧○案與寧本狀墳无下虛字

父吻切○案原脫父吻切三字據與寧本補

起頭墨正尔置不當灸療之火熨便集焗剝刮去焦痂則血泄不可禁必死

癰起於節解遇頑髓不腠即消令至大膿者豈萬可得復生乎

發癰堅如石走皮中無根瘰癧也久不消因得他熱之疾時有發為癰也

發癰至堅而有根者名為石癰療之法當服酒○案酒與寧本作也

非酒即藥勢不宣但當稍飲取令相得和散便止凡癰腫有肥人用貼宜栝樓根和平體宜赤小豆貼方

以赤小豆五合內苦酒中熬之畢擣為散以苦酒和之塗拭紙上貼腫從發腫兩頭以下

少小有渴年四十以外多發癰疽有膈痰而渴者年盛必作黄疸年衰必發癰疽也

黄帝曰願聞癰疽之形與其期日岐伯曰 略說癰疽之極者十八種

癰疽發咽名曰猛疽猛疽不療則血化為膿膿不寫塞咽半日死其化膿者寫已則含豕膏○案含血寧本作含無冷食三日

○下段字幽寧本无

而已一云無食○案云原作去據幽寧本改

發於股脛名曰股脛疽其狀不甚變而癰膿搏骨不急

療三十日死

發於脇名曰敗訾敗訾者女子之疾也久之其狀大癰膿

其中乃有生肉大如赤小豆療之方

剉連翹草及根各一升以水一斗六升煮令竭取三

升即強飲厚衣坐釜上令汗出至足已

發於尻者名曰兑疽○案原作鋭疽據幽寧本改其狀赤堅大急疾療之

不療三十日死

發於脛者名曰兔嚙其狀赤至骨急疾療之不療害人

發於足上下者名曰四淫其狀大如癰不急療之百日死
發於肩及臑者名曰疵疽其狀赤黑急療之此令人汗出
至足不害五藏癰發四五日逆焫之
上灸百壯石子當碎出也不可益壯
石癰者始發皮核相親著不赤頭不甚堅微痛熱ゝ漸自
歇便堅如石故謂之石癰難消又不可得自熟○案熟小島校作熱
縱愈皆百餘日也又發癰兩頭摩而傍推無根者又不痛
結筋非癰也發癰狀如蛇也○案原作蚘據醫宋本改雖極大此肉瘤非
癰也腫一寸至三寸癤也三寸至五寸癰也五寸至一尺
癰疽也一尺至三尺名曰竟體疽腫成膿九孔皆出諸氣

憤鬱不遂志欲者多發此疾癰及疽血瘤鼠乳石癰結筋瘰癧○案原作瘤癰據盛寧本改皆不可就針角針角少不及禍者凡癰疽之疾未見膿易療之當上灸三百壯四邊間亍灸各二百壯實者可下之虛者可補之有氣者下其氣服占斯内塞散得愈慎房三年凡癰瘡審知膿者破之皆當近下邊膿出後當以藥洗之常使開潤勿令燥合也若其人羸勿一頓盡膿徐徐令後稍出乃盡癰方潰其上皮薄人者當上破之此後不愈當下破之乃得膿耳勿要其皮厚也凡癰有膿當破無膿但氣腫若有血慎不可破針灸也按之四邊堅中軟此為有膿潘也一邊軟亦有膿都堅者

此爲疽核或但有氣也都軟者此爲有血〻瘤也當審堅軟虛實爲要若堅疽○案原作疽據遐寧本改積久後若更變偏有軟處當軟之○案原脫當軟之三字據遐寧本補不可破者疽當溫○案疽原作疽並脫溫字據遐寧本改補暖裹實耳若灸刺破療必暴劇不可救及結筋腫馳偽切肉鼠亂皆不當療也又服內塞散不与他療相害晝夜十餘度服散當以酒

發於腋下堅赤者名曰米疽療之用砭石欲細而長踈啓之塗以豕膏六日已勿裹其癰堅而不潰者爲馬刀挾纓急療

發於股陰者名曰赤弛不急療六日死在兩之股內○案股遐

寧本作穀之内不可療一云六十日死

發於膝者名曰疵疽其狀大癰色不變寒熱如堅石○案鄧寧本如作而勿石、之死須其柔色異乃石之者生浛石熨之柔乃益无石字破之準例砭之也○案原脫砭字據萬安方補又小島氏按云揚上善太素注云勿石之者準例皆砭之比唯口石之口浛石熨之所以堅而不石以其寒聚結聽柔乃石之

諸癰腫之發於節而相應者不可療

發於陽者百日死

發於陰者三十日死

發於踝者名曰走緩疽○案原脫疽字據鄧寧本萬安方補其狀肉色不變

數石其輸數○案原脫數字據鄧寧本補而止其寒熱不死

發於足傍者名曰厲疽其狀不大初從小指發急療之去
其黑者不消輒益不療百日死
發於脊者名曰背疽○案萬安方作井疽 程氏引靈樞亦同 狀如大豆三四
日起不早療下入腹入腹不療十日死
發於足指者名曰脫疽其狀赤黑死不療不赤黑可療之
不衰急斬去之得活不去者死
發於膺者○案萬安方膺作臆 名曰舌疽○案萬安方作甘疽 萬安方蓋據靈樞改 其狀
如穀實亦蔞常苦寒熱急療之去其寒熱不療十歲死〻
後出膿
發於頸者名曰夭疽其狀大而赤黑不急療則熱氣下入

潰脉前傷任脉內熏肝肺十餘日死一云發頭外臺卷二十四葉一上至七上○案原脫並出第八卷中等字據延寧本補入

療癰腫大按乃痛者病深小按便痛者病淺按之處陷不復者無膿按之即復者有膿若當上破者膿出不盡不盡稍深蝕骨○案蝕延寧本作食骨碎出當以角○案角延作魚據延寧本改道側際從下頭破令膿出盡出盡則骨生愈矣若惡肉不去者食惡肉藥去之膏塗之即愈食肉藥方

取白荻灰水淋之煎令如膏此不宜預作、之十日則歇并可以去黑子黑子藥注便即拭去○案注延寧本作任不時拭則傷傷膚又一方以桑皮灰亦妙凡破諸瘡肉厚處皆先廣封四面不爾瘡披裂氣泄便死不可救也有火癰餘瘡爲敗癰深疽有胆間喜生瘡中外惡瘡霜爲凍不差經年或骨疽亦名胆瘡深爛青黑四邊堅強中央膿血血惡汁出百藥療不差汁漬好肉處○案漬寧本作遺皆腫亦有碎骨從中出者可温赤龍皮湯洗之夏月日日洗之冬月○案月原作日據寧本改三日四日一洗潰肉多者可時傅白蔹散食去之可一日之中三四傅之止後長傅家猪屎散○案寧本無屎字得差也○案此條小島氏據千金方校其異同

取猪矢燒作灰下絹蓰以粉疽敗疽瘡中令滿汁出脱去便傅之長傅須差也若更生青肉復著白蔹如

散○案散原作微據延寧本及千金改如前法也外臺卷二十四葉十一至十二

療癰及癧瘤如結赤熱者方

以水磨半夏塗之燥復更塗得流便消也出草中可

自握生半夏乃佳此療神驗○案延寧本无驗字句不信也外臺

卷二十四葉十九下

堅如石核復大色不變或作石癰療之鍊石散方

單磨鹿角半夏塗之外臺卷二十四葉十八右方原出千金云集驗同

療石癰堅如石不作膿方若發腫至堅而有根者名曰石癰也方

灸腫上百壯○案上原作三據延寧本改當石子破碎出如不出

益壯乃出其癰疽石癰結筋瘰癧皆不可針角針角

殺人 外臺卷二十四葉十九右 方原出備急 云集驗同

論曰胸中痛少氣急入闇中以手掩左眼竟視右眼見光者胃中結癰也若不見光療疽內發若吐膿血此不療之疾宜以灰掩膿血上不尔著傷人也又齒間臭熱血出是療疽也七日死療所不差宜以灰掩地 皇療疽著指与代指相似人不別者亦呼作代指不急療其毒逐脉上入藏殺人也南方人得此疾皆斬去指恐其毒上攻藏故療疽著指頭者其先作黯皰然後腫赤黑黯瘀痛入心是也 外臺卷二十四 葉二十四

論曰有緩疽者初結腫形似癰回回無頭尾其色不異但

痛深有根核又與皮肉相親著外耳名肉瘤（案原作肉癰 攝遐
亭本改）其有大者如拳小者如桃李狀積日不消喜變紫色
黯黑久即皮肉爛（案肉原作内 攝遐亭本改）俱爛如牛領瘡狀便通體
遍青黯色而不作頭穿潰出膿初作服五香連翹湯鑱去
血以小豆薄塗之其間數針鑱去血又薄之取消也若消
色未變青黯者以鍊石薄之若失時不得療已爛者猶服
五香連翹湯及漏蘆湯下之隨熱多少投方也外以升麻
湯搨洗之薄升麻膏膏若生臭惡肉者可以單行一物白
蔄散傅之青肉去盡便傅也好肉既生但傅升麻膏良不
生單傅一物黃耆散也若傅白蔄茹散積日青惡肉不盡

者可漆頭赤皮藺茹取半錢匕。案匕熙寧本作上和三大錢匕。案匕熙寧本作上白藺茹散中合和傅之惡肉去盡還以淳用白藺茹散也視好肉欲可傅黃耆散也黃耆散方白藺茹散方漆頭藺茹散方並一味單行隨多少擣篩為散外臺卷二十四葉二十八至二十九

治發背以蝸牛一百箇。案政和本草作二百箇活者以一升淨瓶入蝸牛用新汲水一盞浸中封繫自晚至明取出蝸牛放之其水如涎將真蛤粉不以多少旋調。案旋政和本草作旋傅以雞翎掃之瘡上日可十餘度其熱痛止瘡便愈大觀本草卷二十一蛞蝓條葉十八上

此方入下文疾 [illegible]前五下

五香湯主惡氣毒腫方

沉香 青木香 鷄舌香各一兩 薰陸香一兩 麝香半兩

右五味切以水五升煮取一升半分三服 外臺卷二十四葉四十四

右方原出千金翼云集驗方用鷄舌香一兩不用丁香

治癰一切腫未成膿拔毒

牡蠣白者為細末水調塗乾即塗 ○集驗和本草作壽更塗 大觀本草卷二十牡蠣條葉七上

治癰瘡膿血不止瘡中空虛疼痛排膿內補散方

防風一兩 遠志一兩 當歸二兩 黃耆一兩 白芷一兩 甘草一兩 桔梗一兩 通草一兩 厚朴二兩 人參一兩 桂心一兩 附子一兩 赤小豆五合

熬芎二 一兩 伏苓一兩

凡十五味冶合篩末，食前溫酒服方寸匕，日三，夜一。醫心方卷十五治癰疽有膿方第三葉廿三

癰疽血氣否澀而不生也 日本源順倭名類聚抄卷二癰類頁二〇八

代指無毒由筋骨中熱盛所生也 同上葉二一七

治腸癰湯方

薏苡人卅一 牡丹皮三兩 桃人三兩 冬瓜人卅一

凡四物，以水六升煮取二升，分再服。醫心方卷十五治腸癰方第十二葉四十二

治風螌毒腫結赤夜干膏方

治腫柳枝如脚指大長三尺二十枚水煮令極熱以故布裹腫處取湯熱洗之即差 [illegible]

夜干二兩 常陸一升 切 防已四兩 升麻三兩

四物以猪膏三升微火煎常陸小燋黄絞去滓以摩病

上 醫心方卷十六治毒腫方第三葉十

蒺梨薄方

蒺梨子二升下篩以麻油和如泥熬令燋黑以塗細故紱布上剪如腫大勿開頭傅之 蒺梨可舂小豆下篩雞子白和塗腫上乾復塗之並得消也 醫心方卷十六治氣腫方第七葉十四下右方 原出小品方之集驗方同之

有氣痛痛身中忽有一處痛如打撲之狀不可堪耐亦左右走身中發作有時痛發時則小熱痛靜時便覺其處如

冷水霜雪所加此皆由冬時受溫風至春復暴寒涼來折

之不成溫病乃變作氣痛也

宜先服五香連翹湯數劑及竹瀝湯摩丹參膏又以白酒

煮楊柳樹皮暖熨之有赤氣點點見處宜鑱去血也其間

將白薇散

小竹瀝湯治氣痛方

淡竹瀝二升 夜干二兩 杏人二兩 茵芋半兩 黃芩半兩 白术二兩

木防己二兩 防風二兩 秦膠二兩 伏苓三兩 麻黃一兩 獨活二兩

枳實二兩 芍藥二兩 甘草二兩

凡十五物㕮咀以水九升煮藥折半乃可內竹汁煮取

三朮分四服少嫩人分作五服

白薇散治風勢相搏結作氣痛左右走身中或有惡脈瘶起者積服湯餘勢未平復宜此白薇散以消餘勢方

白薇分六　萎蕤分四　當歸分四　麻黃分三　秦膠分五　天門冬分四

蜀椒分二　木防己分四　紫胡分三　甘草分二　獨活分四　枳實分四

烏頭分二　朮分六　人參分四　夜干分六　山茱萸分四　青木香分四

防風分六　白芷分三

凡卅物擣下絹篩以酢漿服方寸匕漸至二匕日三少嫩人隨長少減服之毒徹者可用酒也 醫心方卷十六治氣痛方第八

葉十五至十六右四方 原出小品 云集驗同之

治惡脉病方

宜服五香連翹湯及竹瀝湯鐩去惡血傅丹參膏積日則差亦以白雄雞屎塗之醫心方卷十六治惡脉病方第十一葉廿右方

原出小品云集驗方同之

湯火

療灸瘡痛腫急方

擣竈中黄土末之以水和煑令熱以漬之

療灸瘡薤白膏生肌肉止痛方

薤白　當歸各二兩　白芷一兩　羊髓一斤

右四味㕮咀以羊髓煎白芷色黄藥成去滓以敷瘡上

外臺卷二十九葉三十一〇案右方
醫心方引之而文有異今并錄如下

治灸瘡薤白膏生肉止痛方

薤白 當歸各二兩 白芷一兩 羊脂一斤

凡四物㕮咀以脂合煎去滓傅之日二 醫心方卷十八治灸瘡不
差方第二 葉八上

凡被火燒者初慎勿以冷水冷物并井下泥火瘡得冷即

氣

熱毒更深轉入至骨爛壞人筋攣縮者良由此也

療卒被火燒苦劇悶絶不識人方

取新熱小便飲一升及冷水和蜜飲之口噤不開者

可拗開灌之其悶差然後療外乃善 外臺卷二十九葉三十二下

治湯火燒瘡熟雞子一十箇取黃炒取油入十文膩粉攪勻用雞翎掃瘡上永除瘢痕 大觀本草卷十九雞條葉五下

療火爛瘡膏

柏皮白　生地黃 各二兩研　苦竹葉　甘草 各四兩

右四味切以猪脂一斤煎五上三下藥成濾去滓以摩瘡上日再摩 外臺卷二十九葉三十三下

被湯火熱膏所燒不問大小梔子膏方

梔子三十枚　白歛　黃芩 各五兩

右三味切以水五升麻油一升合煎 ○案原脫合字今據外臺補 水氣竭去滓冷之以淋瘡令溜去火毒熱肌乃得完也作二日任用膏塗湯散治之 外臺卷二十九葉三十六至三十七

療爲沸湯所燒火爛瘡方

丹参細切以羊脂煎成膏敷瘡上 外臺卷二十九葉三十六右方原出

附後云 集驗同

浸淫瘡

療卒毒氣攻身或腫或赤痛或痒并分散上下周匝煩毒

欲死方

取生鯽魚切之如鱠以鹽和擣薄之若通身即多作

遍病上 ○案擣下原有遍塗瘡上四字脫薄至上十一字據眉本删補 乾復易之

此爲侵淫瘡也 外臺卷二十九葉四十一上 案匿心方引此方文稍異并錄於左

治卒毒氣攻身或腫或赤或痛或痒淫并分散上下周

匝煩毒欲死方

大淪漬腫毒升麻湯方
升麻一兩 黃芩三兩 梔子二十枚 漏蘆二兩 蒴藋根五兩 芒硝三兩
右六味切以水一斗煮取七升候冷分用漬淪腫常令溫潤即消
外臺卷三十葉二十七右 方源出僧深集驗同
治毒氣攻注之痿蝕瘡作瘻瘡 此和本草所
↑足脛久瘡不差白朮為末鹽漿水洗瘡

取生魚切之如作鱠以和薄之若通身多作令竟病
上乾復易之 醫心方卷十七治浸淫瘡方第七葉二十
惡瘡 此條入二冊一八
治惡瘡身體面目皆爛有汁方
取生魚三寸者并少豉合擣令熟以塗之燥復塗
治惡創方
練子一升 地榆五兩 桃人五兩 苦參五兩
水一斗煮取四升溫洗之
惡瘡人不能名者方
取頭垢猪脂和塗瘡中 醫心方卷十七治惡瘡方第四葉十六至十七

乾貼二日一換可以負重涉嶮出年與老小代粮人不能別謂之米脯 大觀本草卷六修葉卌二下

治𧏾蟲足脛瘡欲脫 煮苦參以漬之 大觀本草卷八苦參條葉十五上

治脚痛成瘡先剉水蓼煮湯令溫熱得所頻頻淋洗瘡乾自安矣 大觀卷十一水蓼條葉五十九下

癩

療癩方

取蒴草一擔以水二石煮取一石以漬洗瘡不過三五度 右外臺卷三十葉九 方原未著卷數

烏癩白癩丸方

猬皮炙 魁蛤 蝮蛇頭炙 木虻四枚去翅足熬 蜚蠊去翅足熬 䗪蟲 蠐螬各一枚炙 鯉魚甲去頭足炙 葛上亭長七枚炙 斑猫七枚去翅足炙 ○案斑原作班攄外臺本改 蜈蚣去頭足炙 附子炮去皮各三枚 蜘蛛五枚炙 水蛭一枚 雷丸三十枚 巴豆十五枚去皮心熬 水銀研 大黃 真丹 桂心 射罔各一兩○案罔原作罔攄外臺本改 黃連一兩 石膏研二兩 蜀

椒汗三分 芒硝一分研 龍膽三分 甘遂熬 礬石燒半日 口案原脫半日二字據醫心本補 滑石各一分

右二十八味擣篩蜜和丸如胡豆服二丸日三加之以知為度忌猪肉冷水生葱此方分兩多不同是古方傳寫差錯若臨用時即以意量之 一方有七氣無木蜜斑猫蟆蚣蝮蛇作蚺蚫 外臺卷三十葉十

療白癩釀酒方

苦參二斤 露蜂房五兩炙

右二味切以水三斗漬麴二斤和藥漬經三宿絞去滓炊黍米二斗釀準常法作酒候酒熟壓取先食一飲一

雞子白三稍稍增之。以差爲度。一云亦療亂癮惡瘡○案亂癮原作風瘡據[illegible]

宋本以外臺卷三十葉十至十一

惡瘡下此

外臺卷三十葉卅五引集驗入此論之前

丹毒

論曰丹毒一名天火肉中忽有赤如丹塗大者如手掌甚者竟身痒微腫又白丹肉中起痒痛微虛腫如吹癮癢起亦有雞冠丹赤起大者如錢小者如麻豆粒如雞冠上澀一名茱萸丹火有水丹由體热過水濕搏之結丹晃晃黃赤色如有水在中喜著股及陰處此雖小疾不治令人至死療之皆用升麻膏

升麻　白薇　漏蘆　連翹　芒硝各二兩　黃芩　蛇

衡

枳實炙各三兩 梔子二十枚 蒴藋四兩○案藋原作藿據唐本改

右九味擣碎令細然二○案原脫細然二字據唐本補以水三升漬

半日豬脂五升煎之候水氣竭去滓乾瀉中收之量取

敷丹毒上敷之以差止凡丹毒及熱瘡腫皆用之効○案丹上原有凡種二字據唐本刪

忌如常內宜服漏蘆湯外其卷三十葉三十二至三十

療發足踝方

三右方原出千金云文仲備集驗無白薇集驗亦然○集驗亦然四字據唐本補

擣蒜如泥以厚塗乾即易之外其卷三十葉三十一右方不出肘後云集驗同

治丹若去皮中侵廣者名為大丹入腹殺人治之方

取蜈蚣末以塗之

若遍身赤者方

取婦人月布薄之又取汁以浴小兒

又方

搗大黄水和塗之

又方

搗支子水解塗之

又方

水和芒消塗之（醫心方卷十七治丹毒瘡方第一葉六上）

單用一物蚕以薄之方

生蚍衡　生地黄　生菊蘿葉　生慎火葉　生菘

茱　生五葉藤　春豆致（行濟葉致疑豉之誤）浮萍

上八物一一別擣別篩之

大黄　黄芩　支子　芒消

上四物各春水和各塗之（醫心方卷十七治丹毒方第一葉四 右方與出小品云今）

（案集驗方同之）

瘡人面目身体卒赤黑丹起如疥狀不療日劇遍身即殺

人方（○案方原作也 據醫心方卷本改）

煎羊脂以摩之青羊脂最良

又方

以猪槽下土泥塗之（外臺卷三十葉二十四上）

此文移前十七頁

有白丹者肉中起癢痛虛腫如吹癮𤺋起者○案癮監字本作𤺋

瘭之六以赤丹法有雞冠者赤色丹起大者如連錢小者

如麻豆粒也○案原脫也字據監字本補肉上粟粟如雞冠肌理也方

說一名為茱萸火丹瘭之如天火法有水丹由體熱過水

濕搏之結丹晃晃黃赤色如有水在其中喜著股及陰處

瘭之六以火丹法其水丹著人足趺及踹脛間者作黃色

以火丹狀經久紫色不瘭皆成骨瘡也無毒殺人疾若成

骨瘡即難差也經言風邪客於肌中則肌虛真氣發散又

被寒氣搏皮膚外發腠理開毫毛淫淫氣妄行之則為痒

也所以有風瘙風癮疹皆由於此有赤胗者○案胗原作𤺋據監字本

瘕忽起如蚊蚤吮頭大痒劇者連連重沓就腫起搔之逐手

有白胗者搔曰案胗原作癞廷本本改今以此證也療之皆如療丹法

也驗案已上外臺引千金云集驗同而文較略别錄以後療之方

搗白瓷器屑猪和塗之

又方

燒猪矢灰和雞子白塗之外臺卷三十葉三十五右論并二方並未本卷數

凡赤瘮熱時發於即止白瘮天陰冷即發方

白瘮以水煮白礬汁拭之又煮蒴藋著少酒以浴又

以酒煮石南拭之又以水煮雞屎汁拭之又枳實汁

拭之所瘮一如瘮丹法 外臺卷三十葉三十七右 方原出千金云集驗同

赤胗者○案胗原作癣 據醫心方本改 由冷濕折於肌中○案冷原作今 據醫心方本改 甚即為熱熱成赤癣也得天熱則劇取冷則滅瘮之方

取生蚰蜒草擣極爛以塗之最驗

白癣者由風氣折於肌中熱熱與風相搏遂為白癣也得天陰雨冷則劇出風中亦劇得晴暖則滅著衣身暖亦差瘮之方

水煮枳實拭之佳又擣末熬之青布裹熨之 外臺卷三十葉三十八至三十九右 方原出古今錄驗云集驗同

瘑瘡

療瘑瘡方

苦酒一升温令沸以生韭一把内中以薄瘡上即差

又方

雄黄一兩 黄芩二兩作屑○案原脱作屑二字據醫心方本補 松脂二兩 髮灰如彈丸大

右四味以白膏与松脂合擣以敷瘡上

又方

亂髮 頭垢分等○案原作等分據醫心方本改 螺殼二十枚燒以臘月豬脂和如溜泥以傅之案如下原脱溜字以下傅原脱原作敷並據醫心方本補改

又方

又方

羊躑躅花三升以水漬之半月去滓以汁洗瘡一方炙鲊以敷瘡上蟲當出也

又方

桃花鹽等分熟擣以醋和敷之

又方

皂荚十枚苦酒四升煮之去滓煎如飴以敷瘡上

又方

新瓦罐一口○案醫寅本无罐字安雞屎豉酒下著火煎之○案原脫豉至之七字據醫寅本補一合酒煎成膏塗之

又方

穀木白汁一合 苦酒二合 小蒜半合 金月下土一合

右四味和如泥以上。案原脱以上二字據巡宮本補 塗瘡裹。案原脱瘡裹二字據巡宮本補 之乾復塗之。案原脱之字據巡宮本補 外臺卷三十葉四十一至四十二

療諸瘑瘡經年依手拼疽痒引日生不差瘡久則有疽。案小島氏校云疽恐是蛆 蟲蝕藜蘆膏方

藜蘆六分 黃連八分 礬石熬汁盡 松脂 雄黃研各八分 苦參六分

右六味擣以厚絹下之。案下原作以篩據巡宮本改 用豬脂二斤煎之候膏成去滓入雄黃礬石末攪令和調待凝以敷之

諸瘑瘡經年或搔之汁出不生痂百藥療不差悉主之瘑

疥瘡○案瘡原作痒，據醫心方本改。頭瘡亦効。拱瘡者，起瘡便生白膿是也。黃爛瘡者，起瘡淺，但出黃汁，若肥瘡是也。侵淫瘡者，淺瘡黃汁出，兼搔之漫延長不止是也。瘑瘡者，喜著手足相對，痛痒坼裂，春夏隨差。○案坼原作折，據醫心方本改。外臺卷三十葉四

十三右方原出廣濟方，云集驗同

疥

療疥方

擣羊蹄根，和猪脂塗上，或著少鹽佳。

療疥及風瘙瘡苦痒方

丹參四兩　苦參四兩　蛇床子一升

右三味切以水六升煎之以洗疥瘡以粉〻身日一再為之即差外臺卷三十葉五十一
右二方並未著卷數

治疥湯方

蜀椒四合以水一斗煮三沸去滓令溫洗疥

又方

大麻子一升搗令破煮如粥以麴一斤著中塗之治馬疥最良醫心方卷十七治疥瘡方第三葉十二至十三

面皰

療面上皰皰皯黯方

蒺藜子　梔子人　豉一升

右三味擣合如泥以醶漿和如泥臨卧以塗面上日未出便洗差

木蘭散方

木蘭皮一斤

右一味以三年酢漿漬之百日出於日中暴之擣末服方寸匕日三（行準案丁疑匕之誤 外臺卷三十二 右二方系未本卷數）

沐頭去風

療頭風方

甘菊花 獨活 茵芋 防風 細辛 蜀椒

皂莢 桂心 杜蘅 莽草

右十味分等，水煮，以沐頭，必効。

主頭風沐湯方

猪椒根三兩　麻黄根　茵芋　防風各二兩　細辛一兩口案：原脱一兩二字，據醫心方本補

右五味，切，以水二斗，煮取一斗，以沐頭，甚妙。

主頭風搔之白屑起雞子沐湯方

新生烏雞子三枚

右一味，以五升沸湯揚之，使温温，破雞子内中，攪令匀，

分為三度沐，令髮生，去白屑風痒，差。外臺卷三十二第二十七至二十八

右三方並未見卷數

療頭風痒白屑風頭長髮膏方

蔓荊子 附子炮 細辛 石南草 續斷 皂莢

澤蘭 防風 杏人去皮 白芷 零陵香 藿香

馬鬐膏 熊脂 猪脂各二 松葉切半 莽草一兩〇案原脫

一兩二字據照本補

右十七味㕮咀以苦酒漬一宿明旦以脂膏等煎微微

火三上三下以白芷色黃膏成用以塗頭中甚妙

療頭風痒白屑生髮膏方

烏喙 莽草 石南草 細辛 皂莢 續斷

澤蘭 白朮 辛夷 白芷 防風各三兩 柏葉切二升

松葉切二升 猪脂四升

右十四味以苦酒浸一宿以脂煎三上三下膏成去滓

療收沐髮了以塗之妙 外臺卷三十二葉二

九右二方未舉卷數

療頭風癢多白屑方

大麻子人三升研 秦椒二升

右並置於泔汁中一宿明旦溫之法 ○案法字云字 滓用

注云去或

已沭髮讎 心方卷四治頭白禿方第七右方亞出極要方云今鑒驗方无栢葉竹葉案醫心方將此方入

白禿門今輯本

方主治入此門

白禿

療白禿方

以羊肉如作脯炙令香及熱以搨上不過三五度即差

又方

以大豆髑髏骨二味各燒末等分以臘月猪脂和如泥塗之立差外臺卷三十二葉四十四右■二方並未出卷數

集驗方卷九

瘑瘍

療癧瘍方

苦酒於瓦甌底磨硫黄令如泥又取附子截一頭又磨硫黄上使熟將卧先以布拭瘍上數過乃以藥傅之即愈

又方

硫黄研礬石研水銀別研竈墨

右四味等分擣下篩内槐子中以葱葉中涕和研之臨卧以傅病上外臺卷十五葉五十

瘻

凡有九種瘻

一曰狼瘻始發於頸頭腫有根起於缺盆上轉連耳本種

大此得之因憂恚氣上不得下其根在肺空青主之商陸

為佐

二曰鼠瘻始發於頸無頭尾如鼷鼠瘰核時上時下使人

寒熱脱肉此得之由食大鼠餘毒不去其根在胃狸骨主

之知母為佐

三曰螻蛄瘻始發於頸項狀如螻蛄腫潰連生瘰其汁赤

黄得之食瓜螻蛄餘毒及果實不去核其根在大腸茬子

主之桔梗為佐

四曰蜂瘻始發於頸瘰癧三四處俱腫起相連潰〻移此得之多餘流水〻有蜂餘毒不去其根在脾雄黃主之黃芩為佐

五曰蚍蜉瘻始發於頸初得之如傷寒此得之因餘食中有蚍蜉毒不去其根在腎礜石主之防風為佐

六曰蠐螬瘻始發於頸上下無頭尾如棗核塊〻多在皮中使人寒熱心痛滿此因喜怒哭泣得之其根在心礜石主之白术為佐

七曰浮疽瘻始發於頸如兩指使人寒熱欲卧此得之因

思慮憂憶其根本在（○案在巡寧本作本）膽　地膽主之甘草為佐

八曰瘰癧瘻始發於頸有根初苦痛瘰癧覺之使人寒熱得之新沐頭濕結髮汗流入於頸所致其根在腎雌黃主之芍藥為佐

九曰轉脈瘻始發於頸如大豆浮在脈中濯濯脈轉苦驚惕身如振寒熱始得之時驚卧失枕其根在小腸斑貓主之白芷為佐

療瘻九種方

療　空青研鍊之　商陸根　狸骨炙　知母　荏子　桔梗　雄黃　黃芩　礜石燒　防風　礬石燒汁盡　地膽熬

白术 甘草炙 雌黄 芍藥 斑猫去足羽熬 白芷各二分

右八味擣其論病者特加其分餘種各分等細篩末空

青最在後内之苦酒服一刀圭日三服三十日知五十

日愈令十日平復病者百日禁食魚肉忌生菜桃李雀

肉海藻菘菜犬肉生血物餘無所忌○案原脱無所忌三字據照寧本補

二大豆為一刀圭小兒服之半大人全服八歲以下寧

後少起過度令人淋、即減之外臺卷二十三葉三十七至三十八

瘰鼠瘻方

死鼠一枚中形者 亂髮如雞子一枚

右二物以臘月豬膏令淹鼠髮血之令其鼠髮都消盡

膏成分作二分一分稍稍塗瘡一分以酒服之即愈矣須子當從瘡出神良秘不傳外臺卷三十三葉四十右　方原出千金云集驗同

治螻蛄瘻方

取螻蛄脂二七枚酒和傅上醫心方卷十六治螻蛄瘻方第十九葉卅六上

蚯蚓瘻方

取螻蛄脂二七枚酒和傅瘡上醫心方卷十六治蚯蚓瘻方第廿七葉四十一上

蟻瘻方

半夏一果擣作屑以鴨膏和傅瘡上醫心方卷十六治蟻瘻方第卅八葉四十二上

胡臭

治胡臭方

辛夷　細辛　芎䓖　青木香

四物等分擣篩爲散粉之（醫心方卷四治胡臭方第廿四葉廿八至廿九）

療胡臭漏腋有天生胡臭有爲人所染臭者天生者難療爲人所染者易差然須五年（○案五原作三　據涇宮本改）傅白礬散勿止并服五香丸乃可得差勿言一度傅藥即差止可傅藥時暫得一度差耳凡胡臭人通忌食芸薹（○案芸原作其　據涇宮本改）五辛療之終身不差胡臭方

辛夷　芎䓖　細辛　杜蘅　藁本各二分（○案第二原作三　據涇宮本改）

右五味㕮咀，以苦酒漬之一宿，煎三日，取汁傅之，燥傅臨時。○案本脫欲匕時四字據醫心方本補以差為度外臺卷二十三葉四十九至五十右

方至出千金云集驗同

療漏腋腋下及足心手掌陰下股裏常如汗濕致臭六物胡粉傅方

乾枸杞根半兩　胡粉一兩　乾商陸根一兩　滑石一兩　乾畜薇根半兩

右藥擣下篩，以苦酒和塗腋下，當微汗出，易衣，復塗之，藥不過三傅便愈。或更發，復塗之，不可多傅，傷人腋。餘處亦塗之外臺卷二十三葉五十六上

又方　牛脂和胡粉三合，煎令可丸，塗腋下，一宿即愈外臺卷二十三葉五十一右方至出千金云同集驗

漏腋方

正朝旦以小便洗 外臺卷二十三葉五十六上 右方原出經心錄云集驗同

止汗

療止汗粉藥

牡蠣二兩 熬 附子半兩 炮 麻黄根二兩

右三味擣篩以白粉一升和合粉汗〻止忌豬肉

汗後遂漏不止其人惡風小便難四肢○案肢原作胑據宋本改微

急難以屈伸桂枝加附子湯方

大棗十二枚擘 附子一枚大者炮去皮破八片○案原脫大至片八字據宋本補

芍藥三兩 生薑三兩 甘草二兩炙

右六味切以水七升煮取三升溫服一升忌猪肉冷水

海藻菘菜生菜 外臺卷二十三葉五十六 右二方並未審卷數

痔

論曰凡痔病有五若肛邊生肉如鼠乳出孔外時時膿血出者名牡痔也若肛邊腫痛生瘡者名酒痔也若肛邊有核痛及寒熱者名腸痔也若大便輒清血出者名血痔也若大便難肛良久肯入者名氣痔也此皆坐中寒濕或房室失節或醉飽過度所得當時不為患久久不差終能困人別有大方今單行六要便宜依接用之 外臺卷二十六葉一右方原出

崔氏云 集驗同

療五痔有氣痔溫寒濕勞即發蛇蛻皮主之牡痔生肉如鼠乳在孔中頰見外妨於更衣鼈甲主之牝痔○案巠宋本作牡痔從孔中起外腫五六日自潰出膿血猬皮主之○案猬原作蝟據巠宋本改腸痔更衣挺出久乃縮牡猪左懸蹄主之脉痔更衣清血蜂房主之方

右五藥皆下篩等分隨病倍其所主藥為三分旦早以井花水服方寸匕病甚者旦暮服之亦可至四五服忌冷食猪肉生魚菜房室○案原脱忌至室十字據宋本巠宋本補唯得食乾白肉病差之後百日乃通房內○案通原作近據宋本巠宋本改肉原作室據巠宋本改又用槀內下部有瘡內中無瘡內孔中

又方

野葛燒末〇案原脫燒■字據幽寧本補

右一味以刀圭內藥中服五日知二十日差三十日愈

又方

煮槐根洗之又煮桃根洗之外臺卷二十六華三至四

療五痔散主酒客勞及損傷瘀下部中傍孔起居血縱橫出及肉方〇案原脫及肉二字據宋本幽寧本補

赤小豆四分熬　黃耆三分　附子炮　白斂　桂心各一分　芍藥

黃芩各二分

右七味擣爲散以酒服方寸匕日三止血大驗

療五痔大便遺清血出紫參丸療久不差○集原脫久字據幽宮本改

服之無不差方

紫參　秦艽　亂髮灰　紫菀　厚朴炙已上各一兩　藁本二兩　雷丸半兩　白芷一兩　䗪蟲半兩熬　貫衆三兩去毛　猪後懸蹄甲十四枚炙　蝱蟲半兩去翅足熬　石南半兩炙

右十三味擣篩以羊脊骨中髓合猪脂各半升并和丸如梧子未食酒服十五丸日再亦可飲下劇者夜一服四日肛邊痒止八日膿血盡鼠乳悉愈滿六十日終身不復發久服益善有痔病十八年肛出長三寸服此方即愈亦療脫肛有人拔可除羊髓以赤蜜代外臺卷二十六葉三

至三右二方原出小品云集驗同

治五痔不以年月日久新枳實為末使末丸如梧子大空心飲下二十丸大觀本草卷十三枳實條葉廿一下

治痔下血疾痛不止以玩月砂不限多少慢火熬令黃色為末每服二錢入乳香半錢空心溫酒調服下日三四服羌砂即兔子糞是也大觀本草卷十七兔條葉廿二下

療痔猬皮丸方○案猬原作蝟據心寅本改下同

槐子三兩　附子炮二兩　當歸二兩　連翹二兩　乾地黃五兩　乾姜二兩

礬石二兩燒汁盡　續斷　黃耆各一兩　猬皮一具細切熬令焦

右十味擣篩蜜丸飲服十五丸如梧子日再加至三十

丸六主瘻○案瘻下至有字據醫事本刪可常用大驗忌猪肉冷水○案原脫忌至水五字據宋本醫事本補

又方

以生槐皮十兩削去黑皮熟擣丸如彈子綿裹肉下部中大效○案右方醫心方引之文有異錄以左

治痔方　生槐皮十兩削去上皮一物熟擣丸如彈丸綿裹之內穀道中　醫心方卷七治諸痔方第十五葉十九上

又方

以槐赤雞一斤為散飲服方寸匕　外臺卷二十六葉十至十一上

洗痔以連翹煎湯洗訖刀上飛綠礬入麝香貼之　大觀本草卷十一連翹條葉卅五下

療痔下部癢痛如蟲齧方

以莵絲子熬令黃黑末以雞子黃和塗之

又方

以杏人熬令黑擣取膏塗之 外臺卷二十六葉十五至十六右二方並出肘後云集驗同

治虫食下部方

胡粉雄黃分等末著穀道中 醫心方卷七治穀道蟲痛方第十葉十二

治穀道赤痛方

莵絲子熬令黃黑和以雞子黃以塗之日三

又方

取杏人熬令焦搗作脂塗之 醫心方巻七治穀道赤痛方第十一葉十二下

療穀道中痒痛痔瘡槐皮膏方

槐皮五兩 甘草 當歸 白芷各二兩 陳皮豉 桃人五十枚

十粒去皮 赤小豆二合

右七味㕮咀以猪脂二升煎候白芷黄膏成去滓以塗之

日三度 外臺巻二十六葉十六 右方亦出小品方注文脱同

脚胖

療脱肛歷年不愈方

以生鉄三斤以水一斗煮取五升以洗之日再 外臺巻二

十六葉二十二右 亦系出古今六巻中

治脫肛歷年不愈以生鐵三斤水一斗煮取五升出鐵以汁洗之日再 大觀本草卷四生鐵條葉卅二

療脫肛重方

以女萎一升以器中燒坐上熏肛門即愈 外臺卷二十六葉廿二十右方原出小品云集驗同

療卒大便脫肛方

灸鳩尾骨上七壯 外臺卷二十六葉二十二右方原出千金云集驗同

癩

療癩方

取柳楊如腳大指長三尺二枚以水煮令極熱以故

布乾掩腫處取柳枝更互拄之汁出取差止 外臺卷二十六葉二十三下

療癩方

以桃人擣薄之（案薄原作敷據[illegible]事本改）亦療婦人陰腫乾即易 外臺卷二十六葉二十四 右方原出備急亦集驗同

灸卒癩法

以蒲橫度口折之一倍增之以布著小腹大橫理令度中央上當臍（案臍原作臍據[illegible]宋本改）勿使偏僻灸度頭及中央合二處隨年壯好自養勿舉重大語怒言大笑呼喚

又法○案法原作方 據幽字本改

牽陰頭正上行○案行原作向 據幽字本改 灸莖頭所極又牽下向穀道又灸所極又牽向左右髀直下行灸所極皆使正直向偏回處炷隨年壯佳

又法

灸足厥隨左右各三壯穴在足大指間是也 外臺卷二十六第二十五

陰腫

治卒卵腫方 此方入下陰腫

擣敷桃人付之燥則易 亦治婦人陰腫 醫心方卷七 治陰囊腫痛方第五 葉七上

療男子陰腫大如斗核痛人所不能療者方

以雄黄一兩研碎綿裹甘草一尺生用切水一斗煮

取二升以洗之忌海藻菘菜

又方

取莧菜根搗薄之

又方

取蔓菁根搗薄之

又方

搗馬鞭草薄之○十九上 拿大觀本草卷十一馬鞭草條薬作治餘同 外某卷二十

六葉二十八下
至二十九上

療男子陰卒腫痛方

雞翮六枚燒　床虵子等

右二味爲末以飲服少許隨卵左右取雞羽外臺卷二十六

葉二十九至三十右方原出備急方集驗同

療陰腫痛如刺汗出如雨方○案汗出如雨原作汗如雨出據醫本改

小蒜一斤　韭根一斤　楊柳根一斤方無

右三味合燒以酒灌之及熱氣薰之即愈外臺卷二十六葉三十二

陰癢

陰惡瘡方

以蜜煎甘草末塗之良

陰頭生瘡如安石榴花大者如拳方

用牙皂角刀刮末以猪膏並令變色去滓日三塗

又方

以烏賊魚骨末粉之良

又方

鼈甲燒末以雞子白傅之（醫心方卷七治陰瘡方第一葉二）

陰癢

治大人小兒陰莖痒汁出方

取生大豆刮去皮皺嚼塗之（醫心方卷七治陰痒方第三葉五）

九蟲

夫九蟲者一曰伏蟲長四寸二曰蛔蟲長一尺三曰白蟲長一寸四曰肉蟲狀如爛杏 ○案巢本無如字 五曰肺蟲狀如蠶形六曰胃蟲狀如蝦蟇七曰弱蟲狀如瓜瓣 ○案原作辦據巢本改 八曰赤蟲狀如生肉九曰蟯蟲 音饒○案原脫音饒二字據宋本巢本補 至細微形如菜蟲伏蟲群蟲之主也蛔蟲貫心則殺人白蟲相生子孫轉大長至四五尺亦能殺人肉蟲令人煩滿肺蟲令人咳嗽胃蟲令人嘔吐胃逆喜噦弱蟲又名膈蟲 ○案膈原作隔據巢本改 令人多唾赤蟲令人腸鳴蟯蟲居胴 徒棟切大腸也 ○案蟯巢本作燒又原脫徒至也六字小注據巢本補 腸多則為痔劇則為癩因人瘡處以生諸癰疽癬瘻瘑疥齲蟲無所不為人亦不必

盡有之亦不必盡多或偏有或偏無者此諸蟲依腸胃之間若腑藏氣實則不為害若虛則能侵蝕隨其蟲之動而變成諸患也 外臺卷二十六葉三十六 右文原出巢源云集驗同

貫衆丸主療九蟲動作諸病方

貫衆五分 石蠶五分 狼牙四分 藜蘆二分〇案原作萑蘆據宋本、巫宗本改 蜀漆六分 殭蠶三分 雷丸六分 蕪荑四分 厚朴三分 檳榔六分

右十味擣篩蜜和為丸〇案原脫和字，據巫宗本補 為丸如梧子，空心煖漿水服三十丸，日三，不知稍稍加之，白蟲用榧子湯服 外臺卷二十六葉三十六

療長蟲雞子丸方

雞子白三枚　乾漆四兩熬　一本無臘三兩　粳米粉半斤

右四味內銅器中於微火上煎攪令調內粉令𥁋可丸

置土上才溫乃內雞子攪令相得○藥勢脫十字據醫心方本補　又煎

令丸宿勿食以飲下小豆許大一百二十丸小兒五十

丸效驗

又方

取楝實以淳苦酒中漬再宿以綿裹內下部中令入

三寸許一日易之　外臺卷二十六葉三十九上

蛔蟲攻心腹痛方

取薏苡根二斤剉以水七升煮取三升先食盡服之

虫死盡出 外臺卷二十六葉四十下

療蛔蟲或攻心痛如刺口中吐清水方

以雞子一枚開頭去黃以好漆少許內中相和仰頭吞之虫悉出矣● 外臺卷二十六葉四十 右方原出肘後云集驗同

療蟯蟲在胃中漸漸羸人方

淳酒 白蜜 好漆各一升

右三味合銅器中微火上煎之令可丸丸如桃核大一枚宿勿食空腹溫酒下虫不下再服之 外臺卷二十六葉四十六右方原出千金云集驗同

療三蟲方

擣桃葉絞取汁一升

又方

真珠一兩研　亂髮如雞子大燒末

右二味內苦酒中旦空腹頓服之令盡外臺卷二十六葉四十八右二

方原出肘後　云集驗同

治䘌蟲杏人湯方

杏人五十枚　苦酒三升　塩一合

煮取五合頓服之醫心方卷七治溼䘌方第十三葉十三

治寸白方

取茱萸根洗去土切一升漬一宿平旦分再服取樹

北陰地根

又方

桑根白皮切三升以水七升煑取二升宿無食一頓服之醫心方卷七治寸白方第十八葉二十二

隨墮

療從高墮下若為重物所頓笮得瘀血方

豆豉三升沸湯二升漬之食頃絞淳内蒲黃三合攪投中攪調頓服之不過三四服神良外臺卷二十九葉三右方原出

附後云集驗同

療忽落馬墮車及墜屋坑岸○案岸原作崖據影宋本改腕傷身体頭

面四肢内外痛煩躁叫喚不得臥方

急覓鼠矢無問多少燒擣末以猪膏和塗封痛處急裹之仍取好大黃好雞子大以亂髮裹上如鴨子大以人所裁白越布衫領巾間餘布以裹髮外乃令火燒烟斷擣末屑薄以酒服日再三無越布餘布可強用常當預備此物爲要（外臺卷二十九葉六右 云原出肘後 云集驗同）

金瘡

治因瘡腫劇者數日死或中風寒中中水或中狐屎棘刺方

燒穰草及牛馬屎生桑條趣得多烟者熏之令汁出

則愈醫心方卷十七治諸瘡中風水腫方第廿七葉三十三〇案外臺卷二十九葉二十五上備急集驗引此方云集驗同而文較詳今不更錄

金創腸胃脫出欲令入法

取人糞干末以粉腸上即入醫心方卷十八治金創腸出方第六葉十右方原出小品云集驗同

治兵創醫不能治方

剝桑白皮去黑者以裹之桑白汁入創冬月用桑根皮汁醫心方卷十八治毒箭所傷方第十四葉十六上醫略抄治毒箭所傷方第廿

療毒箭方

以鹽滿瘡中灸鹽上三十壯

又方

煮蘆根汁飲一二升

療刀箭瘡有血不止方

以小兒矢塗封之三日即差並不傷人外臺卷二十九第二十七

治箭金在喉咽胷背膈中及在諸處不出方

取婦人月經衣已汙者燒末酒服方寸匕日三立出

醫心方卷十八治箭鏃不出方第十六葉十七右云原出小品云集驗方同醫略抄第二十六同

療被毒箭傷方〇案傳原作轂據醫心方本改

雄黄末傳之當沸汁出即愈〇案原脫當至即五字據醫心方本補外臺卷二十九第二十七右云原出小品云集驗同

主毒箭以鹽貼瘡上灸鹽三十壯差大觀本草卷四食鹽條葉九下

竹木刺

療刺壯在肉中不出方〇案壯原作藏據函宛本改

用牛膝根莖合擣以敷之即出縱瘡合其刺猶自出外臺卷二十九葉二十八上

竹木刺不出方

鹿角燒灰末以水和塗之立出久者不過一夕外臺卷二十九葉二十七右方原出劉涓子云集驗同

療竹木刺不出方

取羊糞燥者燒灰和脂塗之刺若未出重傅之〇案傅原

作數擂瘥乃不覺刺出○案原脱乃至出
寧本改　　　　　　五字據瘥寧本補

又方

嚼白梅塗之外臺卷卅九葉十七右十五行出
白葛氏方云集驗用白梅○案末一方匡正方

又方

王不留行末服之並數上即出外臺卷二十九葉二
十七至二十八右三

古原出肘後
云集驗同

湯火

治湯火燒瘡瘡甚難子一十箇取黄炒取油入十文膩粉
攪勻用雞翎掃瘡上永除瘢痕大觀本草卷十九
雞條葉五下

狐刺

療狐刺方

熱臭汁灌瘡中 外臺卷二十九葉三十上右方未弁卷數

漆瘡

治漆瘡洗湯方

又方

蓮葉燥者一斤以水一斗煮得五升洗漆瘡上日二 ○案大觀本草引此方文頗異采及下

治漆瘡取蓮葉乾煮取五升洗瘡上日一再差 大觀本草卷二十三藕條葉上四

取猪膏塗之

又方

宜噉肥肉 醫心方卷十七治漆瘡方第十二葉二十六下

療卒得漆瘡方

煮柳葉以雞子湯滴過以溫洗之老柳皮尤妙○案原脫老字據政和本補

又方

濃煮鼠查菜洗之亦可搗取汁以塗之外臺卷二十九葉三十七至三十八右二方原出肘後方集驗同

療漆瘡方

貫衆搗末以塗之良乾以油和塗之

又方

宜噉肥肉外臺卷二十九葉三十九右二方原出千金翼方集驗同

月蝕瘡

療月蝕瘡方

救月蝕鼓皮如手許大一片以苦酒三升漬一宿以塗瘡上或云燒作灰脂和敷之

又方

虎頭骨二兩碎 浮萍屑一兩

右二味以猪脂一斤煎取骨黄成膏以塗瘡上○案大觀本草引此方文稍異無浮萍並录於下

療月蝕瘡虎頭骨二兩擣碎同猪脂一斤熬以骨黄取塗瘡上大觀本草卷二十五虎骨條葉二十下

又方

茱萸根　地榆根　薔薇根

右三味各等分為散作湯洗瘡敗取藥粉瘡上日三〇案粉原作塗據延寧本改

又方

然燭臨瘡使燭熱氣相及瘡即愈外臺卷二十九葉四十二至四十三

療大人小兒卒得月蝕瘡方

五月五日蝦蟇灰以豬膏和塗之差止

又方

於月望夕取兔矢仍內蝦蟇腹中合燒為灰末以敷瘡上差止外臺卷二十九葉四十二右二方原出肘後云集驗同

代指

代指方

單煑甘草漬之

又方

用芒消汁漬之醫心方卷八治代指方第廿二葉三十四

療代指方

以指刺炊上熱飯中七過○案過原作遍據影宋本改 外臺卷二十九葉四十

四■上右方原出肘後云集驗同

手足皸瘃

療手足皸瘃血出痛方

若涉水霜凍○案水原作氷擄與寧本改面及手足皸裂瘃陟玉切又作瘃手足中寒瘡也下同○案原脱陟玉匈十四字擄與寧本補壞取麥窠濃煮汁及热以浸洗之

又方

取葱葉萎黄及蘘煮以漬洗之

瘃人脚無冬夏常坼裂名曰尸脚此因蹋洗尸水及惡物故也方

取雞屎一升以水二升煮數沸待小冷以漬脚半日不過三四度差外臺卷二十九四十七至四十八葉

手足凍瘃方

以萬浮灌之醫心方卷八治手足㿉腫創方第十九葉三十一

以鹿皮燒灰塗之方

治手足皴裂方

蜀椒四合以水一斗煮三沸去滓以洗漬之醫心方卷八治

手足皴裂方第廿葉三十一下

療手足皴裂血出疼痛方

狸猪著熱酒中以洗之即差外臺卷二十九葉四十

驗同 八右方景出千金云集

疣目

療去疣目方

七月七日以大豆一合拭疣目上三過訖使病疣目

人種豆著南向屋東頭第二霤（○案二霤醫心方作三流）中豆生四葉以熱湯沃殺（○案殺醫心方作鋻）疣目便去矣（○醫心方卷四治疣目方第廿二葉廿五下同）

又方

取松柏脂合和塗其上一宿即不知處

又方

作艾炷著疣目上灸之三炷即除

又方

以石硫黃䁴疣目上（○案䁴原作突據照寧本改此蓋俗字）六七過除

外臺卷二十九葉四十九右四方未著卷數

黑子

去黑子及贅方

生藜蘆灰五升 生薑灰五升 石灰半二升

右三味合和令調蒸令氣溜取甑下湯一斗從上淋之盡濁取汁於鐵器中煎減半更閙火煎以雞羽揺中即然斷藥成（欵）去黑子疣贅先小傷其上皮令裁破以藥點之此名三灰煎秘方不傳○案東脫不傳二字據寧本補又案醫心方引此方有[illegible]異今並錄於左

去黑子及贅方

生梨灰五升 石灰半二升 生薑灰五升

更

凡三物合令調和並令氣溜下甑取下湯一升從上

淋之盡其汁於鐵器中並減半更開火煎以鷄羽桃

中即集斷藥成欲去黑子若肬贅先小傷其上皮塗

之醫心方卷四治黑子方第廿一葉廿三

獸傷

療熊虎傷人瘡方

取蒴藋大一把○案亞作一大把搗宋本延寧本改剉碎以水一升

漬須臾取汁飲之餘滓以傅瘡上○案滓原作滓擣宋本改傅原作敷

延寧本作薄擣宋本改外臺卷四十葉二右方原未著卷數

療凡犬咬人方

以苦酒和灰塗之良 外臺卷四十葉三十五右方原未著卷數

治凡犬咋人方

以犬炙腦灌創中 ○醫略抄第卅同

又取竈中熱灰粉創中果傳立愈 [illegible] 醫心方卷十八治凡犬嚙人方第廿五葉廿七 醫略抄第卅同

療狂犬咬人若重發者療之方

生食蝦蟆膾絶良亦可燒炙食之不必令其人知初

得嚙便為此則不發 外臺卷四十葉三十八右方原出小品云集驗同

療馬咋及踏人作瘡有毒腫熱疼痛方

割雞冠血點所嚙瘡中日三若父馬用雌雞草馬用

雄雞〇案草馬原作母馬據幽寧本改、外臺卷四十葉四十下

治馬囓人陰卵脫出方

推内之以桑皮細縫之之取烏雞肝細剉塗之且忍

勿即小便、愈醫心方卷十八治馬囓人陰卵出方第廿七葉廿八至廿九

療馬咬人及踏人作瘡毒腫熱痛方

取馬鞭梢三尺〇案梢原作稍據宋本幽寧本改鼠矢二七枚〇案矢原作屎據宋本幽寧本改燒末以豬膏和塗之立愈外臺卷四十葉四十至四十一右方亦出千金云集驗同

療剝死馬、骨傷人手毒攻欲死方

絞飲其屎汁燒末服方寸匕外臺卷四十葉四十一上

療剥死馬〻骨傷人手毒攻欲死方

取死馬腹中屎以塗之即差 外臺卷四十葉四十一 右方原出肘後云集驗同

療馬骨所刺及馬血入舊瘡中毒痛欲死方

以熱桑灰汁更漬之常日為之 ○案日原作自據宋本改 冷即易數日乃愈若痛止而腫不消煮炙石令熱以熨之灸瘡上亦佳 外臺卷四十葉四十一 右方原出肘後云集驗同

治馬血入人瘡中方

以人糞傅瘡中

治馬汗馬毛入人瘡中腫痛欲死方

以水漬瘡數易水便愈 醫心方卷十八治馬毛馬血汗垢矢尿入人瘡方第廿九

葉卅九
至卌

療人先有瘡而乘馬馬汗若馬毛入瘡及𢷬略著致令腫痛方

大飲醇酒取醉即愈外臺卷四十葉四十二右方原出第八卷中

療人体上先有瘡而乘馬馬汗及馬毛入瘡中或但為馬氣所蒸背致腫痛煩熱入腹則殺人方

燒馬鞭皮以豬膏和敷之外臺卷四十葉四十二右方原出肘後云集驗同

療馬汗入人瘡方

燒雞毛末以酒服方寸匕外臺卷四十葉四十二右方原出千金云集驗同

蟲傷

入山草辟衆虵方

乾薑 生麝香 雄黄

右三味等分搗以小絳囊盛男左女右○案右下原有帶佩二字據宋本删巡寧剛虵逆者辟人為虵所中便以療之如無麝香以射罔和帶之○案罔原作菌據宋本巡寧本改療諸毒良外臺卷四十葉四下

療衆虵螫人方

取紫莧菜搗飲汁一升滓以少水和塗瘡上又搗冬葉廿上瓜根以敷之○案大觀本草卷二十七莧實條圖經引無又搗以下八字餘同

又方

取常思葉搗取汁飲一升以滓敷瘡上又以兔目葉

傅之止痛 外台卷四十葉十至十一

治衆蛇螫人方

搗大蒜塗之即愈 醫心方卷[illegible]十 治衆蛇螫人方 外台卷四 第卅五葉卅五上 醫略抄第卅一同 [illegible] 十葉十一張文仲引此方作搗大蒜塗之以鹽豉合搗尤佳

療衆蛇螫方

嚼乾薑薄瘡上不過三四差又煮吳茱萸湯以漬瘡上立差 外台卷四十葉十一上右 方原出文仲云集驗同

治蝮蛇螫人方

令婦人溺瘡上

又方

令婦人坐上醫心方卷十八治蝮蛇螫人方第卅六葉卅七下上

治虺諸毒螫人方

火消蠟以著瘡中同上葉卅七下

治虺卒繞人不解方

以热湯淋之即解若無湯者令人就溺之亦解醫心方卷十八治虺繞人不解方第卅八葉卅八下右方原出葛氏亦集驗方同之

療蠍蝲螫人方

余身經遭此毒手指痛苦不可忍諸法療皆無效有人見令以冷水漬指亦漬手即不痛水微暖便痛即以冷水漬小暖即易之餘處冷水浸故布以搨之此

曾經螫毒痛苦不可忍諸法療不効有人令以冷水漬指亦漬手即不痛水微暖復痛即易冷水餘處不可用冷水浸則以故布搨之小暖則易之皆驗大觀本草卷二十二蠍作圖經引葉廿

上七

實大驗○案大觀本草圖經引此文有異錄次左

又方

蠍有雄雌雄者止痛在一處雌者痛牽諸處若是雄者用井底泥敷之溫則易雌者用當屋瓦溝下泥傅之○案瓦原作及據宋本改傅原作塗據宋本改若不值天雨泥○案原脱泥字據遝寧本補可用新汲水從屋上淋下於下取泥敷之

○案醫心方及大觀本草圖經引此文稍異並錄如左

蠍有雌雄雄者痛止在一處雌者痛牽諸處若雄者用井底泥傅之溫復易雌者用當屋瓦滴下埿傅之若不值天雨泥可用新汲井水從屋上淋

於下取泥傅之（醫心方卷十八治蠼螋螫人方第卌四葉卌二下）

蠼螋有雌雄、、者螫人痛止在一處雌者痛牽諸處若是雄者用井泥傅之溫則易雌者當用瓦屋溝下泥傅之或不值天雨泥可汲新水從屋上淋下取泥用（大觀本草卷二十二蠼螋條圖經引葉二十六下）

又方

畫地作十字取上土水服五分匕（外台卷四十葉十五右至十六右三）

（方原出第一卷中又案末一方大觀本草卷二十二蠼螋條圖經引葉廿六至廿七同）

療蠼螋尿瘡方

燒鹿角擣末以苦酒和傅之（○案傅原作敷據宋本改下同）已有汁

治蠼螋方 槐白皮半斤切以苦酒二升漬半日刮去瘡處以洗日五六遍（醫心方卷十七治蠼螋方第十）五葉三十一下

者燒道邊弊蒲席灰以傅之

又方

槐白皮半斤切 苦酒二升

右二味漬半日刮去瘡○案瘡下原有處字據宋本監本刪 以洗日五

六遍末赤小豆和苦酒傅之○案傅原作敷據宋本改下同 燥即易之

又方

小兒以水和傅之甚良○案醫心方引此文稍異录後

嚼大麥以傅之○案傅原作敷據宋本改 日三

又方

豬脂和燕窠中土傅之○案傅原作敷據宋本改 外臺卷四十葉二十一医心方

引此文稍異录後

引此方文稍異别録如右

治蠼螋方

以猪脂蠮螉窠中土苦酒和以傅之醫心方卷十七治蠼螋方第十

五葉三十一下

療射工中人寒熱發瘡偏在一處有異於常方○案圖經寒上有令字

取赤莧合莖葉擣絞取汁○案圖經擣作攜絞下无取字服一升○案圖經服作飲日再三服○案圖經作日再差大觀本草飲日再差卷二十七莧條圖經引

葉十一上

又方

犀角 升麻 烏翣根各二兩

右三味以水四升煮取一升半去滓分再服相去一炊

久盡更作

又方

取生茱萸莖葉一虎口斷去前後取握中者熟擣以

水二升煎取八合頓服之

療射工中人瘡有三種一種瘡正黑如黶子皮周遍悉赤

或衣犯之如有刺痛一種作瘡瘡久則穿或晡間寒熱一

種如火灼熛起此者最急數日殺人此病令人寒熱方

烏翣根二兩　升麻二兩

右二味切以水三升煮取一升適寒溫頓服之滓薄瘡

上外臺卷四十葉二十五至二十六右四方原出肘一
卷中 右方醫心方引之文較此則亦加左

治射公中人瘡令人穴禁方

烏扇根二兩 升麻二兩

凡二物以水三升煮得一升適寒溫盡服之滓薄上

醫心方卷十八治射工毒
方第五十葉四十八下

治中水秘方

取水萍曝乾以酒服方寸匕

又方

擣梅葉取汁半杯服小兒不能飲傅乳飲之醫心方卷十八治水

毒方第五十二葉五十二 外臺卷四葉四二
十八下肘後引此方云集驗同方有異例不重錄

婦人

療婦人妊娠惡阻嘔吐不下食湯方

青竹茹　橘皮各五兩　生薑　茯苓各四兩　半夏五兩，湯洗十遍

○案原脫十遍二字據延寧本補

右五味切以水六升煮取二升半分三服不差頻作忌羊肉餳酢物等○案醫心方引此方文有異並錄如左

治任身二三月惡爼嘔吐不下食方

青竹茹三兩　生薑四兩　半夏五兩　伏苓四兩　橘皮三兩

凡五物切以水六升煮取二升半分三服醫心方卷廿二治任

此文入卷一條前

婦惡阻病方第四葉十七上

療妊娠嘔吐不下食橘皮湯方

橘皮 竹茹 人參 白朮各三兩 生薑四兩 厚朴炙二兩

右六味切以水七升煮取二升半分三服不差重作忌桃李雀肉等 外臺卷三十三葉二十一〇案醫心方卷廿二治任婦惡阻病方第四葉十七下无不差已下十字餘同

妊娠十月五藏俱備六腑齊通納天地氣於丹田故使關節人神皆備但俟時而生 外臺卷三十三葉二十至二十一右方原出千金云集驗同

任身恒苦煩悶者此子煩也治之方

時時服竹瀝隨多少良 醫心方卷廿二治任婦悶煩方第六葉十九上

治任身胎動晝夜叫呼口噤脣寒及下利不息方

已治艾葉一筥以好酒五升煮取四升去滓更煎取一升一服口閉者開口灌之藥下即安（醫心方卷廿二治任婦胎動不安方第七 葉廿下）

療姙娠胎動不安腹痛葱白湯方

葱白切一升 阿膠炙 當歸 續斷 芎藭各三兩 銀隨多少

右六味切以水一斗先煮銀取七升去銀內餘藥煎取二升半內膠令烊分三服不差更作

療姙娠二三月上至八九月胎動不安腹痛已有所見方

艾葉 阿膠炙 芎藭 當歸各三兩 甘草一兩炙

右五味切以水八升煮取三升去滓内膠令烊分三服

日三〇案醫心方引此方文稍異錄如左

治任身二三月至八九月胎動不安腰痛已有所見方

艾葉三兩 阿膠炙三兩 芎藭三兩 當歸三兩 甘草一兩半炙

切以水八升煮取三升去滓内膠上火膠消分三服

醫心方卷廿二治婦任胎動不安方第七葉廿至廿一

療妊娠六七月胎不安常處旋復花湯方

旋復花一兩 厚朴炙 白朮 枳實炙 黃芩 茯苓各三兩

半夏洗十遍 芍藥 生薑各二兩

右九味切以水一斗煮取二升半先食分五服日三夜

下

二忌羊肉餳醋桃李雀肉等外臺卷三十三葉二十五

療姙娠動胎去血腰腹痛方

芎藭　阿膠炙　當歸　青竹茹各三兩

右四味切以水一斗半煑銀二斤取六升去銀内藥煎取二升半分三服日再夜一不差更作一劑外臺卷三十三葉二

十七右方原出救急云集驗同

治任婦腹痛方

赤小豆東向戶中吞二七枚良醫心方卷廿二治任婦腹痛方第廿葉廿七

治任婦體腫方

小豆五升好豉三升以水一斗煑取三升分上服醫心

金匱王國六朝唐宋醫方　西部定

方卷廿二治任婦腰腫方第廿三葉廿九

療姙娠二三月上至七八月頓仆失踞胎動不安傷損

腰腹痛欲死若有所見及胎奔上搶心短氣膠艾湯方

當歸 芎藭 甘草炙 阿膠炙 芍藥各二兩 艾葉三兩

乾地黃四兩

右七味切以水五升好酒三升合煮取三升去滓內膠

更上火令膠烊分三服日三不差更作忌海藻菘菜蕪

荑 外臺卷三十三葉二十七下

療婦人懷胎不長方

鯉魚長一尺者水漬沒內鹽如棗煮令熟取汁稍稍

飲之當胎所腹上當汗如臯狀雖有見胎雖不安者

十餘日輒一作此令胎長大甚平安 外臺卷三十三葉二十八下

療婦人懷妊數傷胎方

鯉魚二斤 粳米一升

右二味如法作臛少著鹽勿著葱豉醋食之甚良一月

中頓三過作效安穩無忌 外臺卷三十三葉二十八右方原出廣濟方集驗同

療妊娠傷寒頭痛壯熱支節煩疼方

前胡 知母各三兩 石膏五兩 大青 黃芩 梔子各一兩

葱白切一升

右七味切以水七升煮取二升三合絞去滓分三服之

別相去如人行七八里再服不利忌麪羊肉 外臺卷三十三

葉二十九上右方原出廣濟云集驗同

療妊娠患瘧湯方

常山二兩 甘草一兩炙 黃芩三兩 烏梅十四枚擘 石膏八兩

右五味切以水一升半合漬藥一宿煮三四沸去滓初服六合次服四合後服二合凡三服忌海藻菘菜生菜 外臺卷三十三葉三十上 ○ 案醫心方引此文有異並錄如下

恒山二兩 甘草一兩 黃芩三兩 烏梅十四枚碎 石膏八兩碎綿裹

凡五物切以酒一升半水一升半合漬藥一宿煮三四沸去滓初服六合後服四合後服二合三服 醫心方卷

廿二治妊婦瘧方

第卅葉卅二下

妊娠患瘧方

常山 竹葉各三兩 石膏八兩碎 糯米一百粒

右四味切以水六升煮取二升半去滓分三服第一服未發前一食久服之第二服取臨欲發一服用滓塗頭額及胸前五心藥滓置頭邊當一日勿進水及進飲食過發後乃進飲粥忌生葱菜外臺卷三十三葉三十下

右方原出千金云集驗同

妊娠血下不止名曰漏胞血盡子死方

雞子十四枚取黃以好酒二升煮使如餳一服之

又方

生地黃汁一升酒四合合煮三四沸頓服之不止頻服外臺卷三十三葉三十三○案醫心方引此之稍異並錄於左

治任身血下不止血盡子死方

干地黃擣末以指撮酒服不過再三服醫心方卷廿二治任婦漏胞方第十二葉廿四上

療姙娠漏胞方

乾地黃四兩 乾薑二兩

右二味擣篩酒服方寸匕日再服外臺卷三十三葉三十三右方录出崔氏

療婦人姙娠手脚皆水腫攣急方

赤小豆五升 商陸根一斤切 一方加澤漆一斤

右三味以水三斗煮取一斗常稍稍飲之盡更作 外臺卷三

十三葉

三十八

療妊娠腹大胎間有水氣生魚湯方

生鯉魚二斤 生薑五兩 白朮三兩 芍藥 當歸各三兩 茯苓四兩

右六味切以水一斗二升煮魚熟澄清取八升內藥取

三升分三服忌桃李雀肉酢物等 外臺卷三十三葉三十八 右方原出千金

療妊娠體腫有水氣心腹急滿湯方

茯苓 白朮各四兩 旋覆花二兩 杏人去皮尖 黃芩各三兩

右五味切以水七升煮取二升半分二服之別溫飲之

○案息胝服別溫三字據迻寧本補 忌桃李雀肉酢物等 外臺卷三十三葉三十八

下右方原出崔氏云集驗同

落娠胎墮下血不止方

丹參十二兩

右一味切以酒五升煮取三升分三服 外臺卷三十三葉三十九上右

方原出千金云集驗同

產難死生候若母面赤舌青者兒死母活脣口青口兩邊沫出者子母俱死面赤舌青沫出者母死兒活 醫心方卷廿三治產難方第九葉十下右方原出醫門方云集驗同

令夫從外含水著婦口中二七過立出 醫心方治產難方第九葉葉十三下

○秦外臺卷三十三葉六十四下
千金引此方云集驗同文稍異不录

療難產三日不出者方

槐子十四枚蒲黃一合内酒中溫服須臾不生更服之

又方

吞生雞子黃三枚并少苦酒 外臺卷三十三葉六十一右二方並出廣濟

若日月未至而欲產者方

末知母蜜和兔屎大服一丸痛不止更一丸

又方

取夫衣帶五寸燒作灰酒服立下 外臺卷三十三葉六十二右方並出

第七卷中

療逆產方

燒錢令赤内酒中飲之

又方

夫陰毛二七枚燒以猪膏和丸如大豆吞兒手即持丸出神驗

又方

朱書左足下作千字右足下作黑字

又方

生不出手足先見燒蛇脱皮末服刀圭亦云三指撮

面向東酒服即順

又方

真丹刀圭塗兒腋下

又方

以手中指取釜底墨煤交畫兒足下順出外臺卷三十三葉六

五十

療逆產方

塩塗兒足底又可急搔爪之并以塩摩產婦腹上即愈

又方

又彈丸二枚擣末三指撮溫酒服 外臺卷三十三葉六十四至六十五

右二方原出小品云集驗同

逆生橫生不出手足先見方

其父書兒足下即順○醫心抄第卅八同

又方

以鹽塗兒足底又可急搔之爪之 醫心方卷廿三治逆產方第十葉十三○醫心抄第三十九同 案此方外臺卷三十三葉六十五小品引此方云集驗同方已見上惟有并以下十字為異

治橫生方

菟絲子濇若米汁服方寸匕即出○醫心抄第卅九同

又方

□□子服之如上法

燒鐵杵令赤內酒中飲之 醫心方卷廿三治橫生方第十一葉十五

療橫產逆產方

取車釭脂燒如豆中膏畫腋下及掌心 外臺卷三十三葉六十六右方原出刪繁

療橫產產及側或手足先出方

可持麤針刺兒手足入二分許兒得痛驚轉即縮自當迴順 外臺卷三十三葉六十六右方原出小品方集驗同

療橫生方

取梁上塵三指撮酒服之 外臺卷三十三葉六十六

療子死腹中方

真珠二兩酒服盡立出

又方

取竈下黄土三指撮酒服之立出當著兒頭上〇案醫心

方卷廿二治子死腹中方第十三葉十

又療胎死在腹方

取三家雞卵各一枚三家鹽各一撮三家水各一升

合煑令産婦面東向飲之立出

又方

取瞿麦一斤〇案瞿麦作瞿夏據盟寫本改以水八升煑取二升分

再服不出更服

又方

葵子一升　阿膠五兩〇案幽字本元阿字　水五升煮取二升頓

服出門日又服　外臺卷三十三葉六十七

治產難或半生或胎不下或子死腹中或著脊及在草數

日不產血氣上蕩心女面色無氣欲絕方

煎成猪膏一升　白蜜一升　淳酒二升

右三味合煎取三升分五服極

產難子死腹中又任兩兒一兒死腹中一兒活腹中死者

出生者安方

蟹爪一升　甘草二尺炙　阿膠三兩

右三味以東流水一斗煮取三升內膠令烊頓服不能

頓服，今再服，藥入即活。醫心方卷二十三治子死腹中方第十三葉十六至二十七。○案此方外臺卷三十三葉六十六至六十七崔氏引之，云集驗同。其文有異，今不更錄。

療子胎在腹内已死方

甘草一尺，炙 蒲黃一合 筒桂四寸 香豉二升 雞子一枚

右五味，切，以水六升，煮取一升，頓服，胎胞穢惡盡去，大良。外臺卷三十三葉六十八。右方亦出崔氏，云集驗同。

療子胎死腹中不出方

榆白皮切，一升。○案升原作斤，據盟寧本改。 熟朱一兩。○案朱原作末，據盟寧本改。

右二味，以苦酒三升，煮取一升，頓服，死胎立出。外臺卷三十三葉六十九。右方亦出文仲，云集驗同。

治胞衣不出方

牛膝半斤葵子三升切以水七升煮取三升分三服

又方

男吞小豆七枚女吞十四枚醫心方卷廿三治胞衣不出方第十四葉十八

○案醫略抄第四十一小品方引此云集驗方同之

療胞衣不出方

末竈突中土三指撮以水服之

又方

取夫單衣蓋井上立出

療胞衣不出方

取苦酒服赤朱一兩 □案朱原作米據興寧本改

又方

雞子一枚苦酒一合和飲之即出 外臺卷三十三葉六十九右四方並出廣濟云集驗同

療胞衣不出并兒橫倒死腹中母氣欲絶方

半夏洗二兩 白歛二兩

右二味擣篩服方寸匕小難一服橫生二服倒生三服兒死四服亦可加代赭瞿麥各二兩

又療胞衣不出方

取竈灰單當戶前燒之 外臺卷三十三葉七十一右二方原出救急云集驗同

療胞衣不出令胞爛牛膝湯方

牛膝四兩 滑石八兩 當歸三兩 通草六兩 葵子一升 瞿麥四兩

右六味切以水九升煮取三升分三服忌牛狗肉

又方

服蒲黃如棗大良

又方

生地黃汁一升苦酒三合煖服之不能頓服再服之

又方

澤蘭葉三兩 滑石五兩屑 生麻油二合

右三味以水一升半煮澤蘭取七合去滓內滑石生麻

油頓服之 外臺卷三十三葉七十一至七十二 右四方原出必效方集驗同

產後

治乳無汁方

取栝樓根切一升酒四升煑三沸去滓服半升日三

治產後無乳汁方第卅六 葉卅八下

下乳汁栝樓子淘洗控乾炒令香熟瓦上𢷾令白色為末

酒調下一匕合面臥少時 大觀本草卷八栝樓條葉十一下

論曰療婦人妬乳乳癰諸產生後宜勤濟乳○案濟原作擠據醫心方本改

不宜令汁畜積不去便不復出○案脫須字據醫心方本補惡汁於

於內引○案醫心方本无引字熱溫壯結堅牽掣痛○案原脫牽字據醫心方本補大

渴引飲乳急痛手不得近成妬乳非癰也方

妬乳急灸兩手魚際各二七壯斷癰脉也行準案匡心方

卷廿一治妬乳方第四葉四始作治癰作癖餘同案此始字於義較長不復惡手[illegible]

[illegible]近乳汁亦自出○案原脫不至出十字據醫心方補便可

令小兒手助捋之○案捋原作抑據醫心方改則乳汁大出皆如

膿狀內服連翹湯自下○案自上原有汁字據醫心方刪外以赤小

豆薄塗之○案薄上原有散字據醫心方刪癰處當差

產後不自飲兒及失兒無兒飲乳乳蓄喜結癰不飲兒令

乳上腫者方

以雞子白和小豆散塗之乳房令消結也已上醫心方同元文

逢下无之字若飲兒不泄者撮捻去之亦可令大者子含水使漱口中冷爲唧取乳汁吐之不含水漱熱去喜〇案原脫熱去喜三字據遐寧本補令乳頭作瘡乳孔塞也

療妬乳乳癰連翹湯方

連翹　升麻　杏人去皮尖　射干　防己　黃芩

大黃　芒消　柴胡各三兩　芍藥　甘草炙各四兩

右十一味切以水九升煮取三升分服忌海藻菘菜

又方

取葵莖燒灰擣散服方寸匕日三即愈醫心方同散作篩

療妬乳生瘡方

蜂房猪甲中土車轍中土各等分末苦酒和塗之良

療婦人女子乳頭生小淺熱瘡搔之黃汁出侵淫為長百種○案原脫種字據聖濟本補療不差者動經年月名為妬乳病婦人飲兒者乳皆欲斷世論苟抄乳是也宜以赤龍皮湯及天麻湯洗之傅二物飛烏膏○案烏原作鳥據聖濟本改及飛烏散佳始作者可傅以黃芩漏蘆散及黃連胡粉散並佳方如左赤

龍皮湯方

槲皮切三升以水一斗煮取五升夏冷用之秋冬溫之分以洗乳亦洗諸深敗爛久瘡洗畢傅膏散

天麻草湯方

天麻草切五升以水一斗半煮取一斗隨寒溫分洗乳以殺痒也此草葉如麻葉冬生夏著花赤如鼠尾花亦以洗浸淫黄爛熱瘡痒疽濕陰蝕瘡小兒頭瘡

洗果傅膏散

飛烏膏散方

用燒朱砂作水銀上黑煙名緗香者三兩熬令焦燥口案名至燥十字原作一名細粉者三兩七字據醫寧本改礬石三兩燒粉

右二味以絹篩了以甲煎和之令如脂以傅乳瘡日三作散者不須和有汁自著可用散亦傅諸熱瘡黄爛侵淫汁瘡蜜瘡丈夫陰蝕痒濕諸小兒頭瘡疳蝕口邊肥

瘡煱瘡等並以此傅之

黃連胡粉膏散方

黃連二兩 胡粉十分 水銀一兩同研令消散

右三味擣黃連為末三物相和合皮裹熟挼之自和合也縱不成一家且得水銀細散入粉中也以傅乳瘡諸濕痒黃爛肥瘡若著甲煎為膏 外臺卷三十四葉五至七右九方并論並未存卷數○案自乳療婦人女子乳頭生小淺熱至此方止醫心方引見數方文字較簡今並錄如次

婦人女子乳頭生小淺熱瘡搔之黃汁出浸淫為長百種治不差者經年月名為乳病

宜以赤龍皮湯及天麻草湯洗之傅二物飛烏膏

及飛烏散飛烏膏方用燒朱沙作水銀上黑煙名

汞粉者三兩〇案汞旁注云胡動反盧谷反又樊 眉注云燒時飛塗着上灰名汞粉

石三兩熬令焦 二物下篩以甲煎和之令如脂 以傅

乳瘡日三作散不須和有汁者自着者可用散之

傅諸熱瘡黃爛浸淫汁瘡蜜瘡丈夫陰蝕癢溼小兒

頭瘡月食耳瘡口肥邊瘡瘑瘡悉効

若始作者可傅黃連胡粉散佳

黃連胡粉膏散方 黃連二兩胡粉十分水銀二兩

凡三物末黃連令消以二物相和合皮裹熟挼之

自和合也縱不成一家且得水銀細散入粉中也

以傅乳瘡諸溼癢瘡若着甲煎為膏（醫心方卷廿一治婦人乳創方第六葉七至八）

治妬乳方

搗生地黄薄之熱則易（醫心方卷廿一治婦人妬乳方第四葉五上）

治妬乳方

黄芩　白蘞　芍藥

三物分等下篩以漿服錢一邊五文上日五服（同上葉四右方）

（原出小品方云集驗方同之）

妬乳方

左乳结者去右乳汁右结者可去左乳汁（同上葉四下右方原

出産經云集驗方同之

療乳癰方

大黃二兩 莽草二分 伏龍肝十二分 乾薑二分

右四味擣末以酢和塗乳上痛即止 ○集上下原脫痛字 即下原有効字

據此刪補 本一方生薑極驗可用也

又方

取鹿角下節散以猪頷下清汁服方寸匕不過一再服

以醋擣漿服之良

療乳癰四物膠薄貼方

膠炙 大黃 莽草 細辛

右各等分擣末以雞子白和塗紙上貼腫頰易晝夜貼

之剗紙穿如錢大出腫頭

療乳癰三物桂心貼方

桂心分三 烏頭分二 甘草分二

右擣散以苦酒和塗腫上以小紙覆濡其上特乳居其

中以乾布量乳下須臾布當濡有膿水也佳 醫心方卷廿一 三十四葉

九至十右四方 並未本卷數

治療産後血渴煩悶方

取生地黄汁一升酒三合相和微温頓服之 外臺卷卅四 三十四

葉十七下右 方未本卷數

治產後心悶眼不得開方

即當頭頂上取鹽如兩指大，塗人牽之，眼即開。醫心方卷

廿三治產後運悶方第廿葉廿七上

大巖蜜湯療產後心痛方

乾地黃 當歸 獨活 甘草炙 芍藥 桂心 小草 細辛各一兩 吳茱萸一升 乾薑三兩

右十味，切，以水九升，煮取三升，分三服。外臺卷三十四葉十八上右方

未辛卷數

治產後腹痛方

當歸一斤，切，酒一斗，煮取七升，以大豆四升，熬，酒洗

热一日去滓隨多少服日二醫心方卷廿三治產後腹痛方第廿二葉廿九上

療產後卒患淋石韋湯方

榆白皮五兩 石韋去毛 黃芩各二兩〇案原作三兩據此本補 通草三兩

大棗二十枚 葵子一升 白朮一兩

右七味切以水八升煮取二升半分為三四服忌酒麵

桃李雀肉等〇案原脫忌至等八字據此寧本補外臺卷三十四葉三十右方未卒卷數

產後小便數兼渴栝樓湯方

桑螵蛸炙 甘草炙 黃連 生薑各二兩 栝樓 人參各三兩 乾棗五十枚

右七味切以水七升煮取二升半分三服忌豬肉冷水

海藻菘菜 ○案原脫忌至菜九字據幽寧本補 外臺卷三十四葉三十一右方未舉卷數

療產後渴栝樓湯方

栝樓四兩 麥門冬去心 人參三兩 乾地黃三兩 甘草二兩炙

乾棗二十枚 土瓜根五兩

右七味切以水八升煮取二升半分三服忌海藻菘

菜蕪荑 ○案原脫忌至荑七字據幽寧本補 外臺卷三十四葉三十二右方未舉卷數

療產後遺糞方

取礬石燒 牡蠣熬 各等分 ○案原脫等字據幽寧本補 下篩酒服

方寸匕日三 治男子

療產後遺糞不知出時方

白蘞　芍藥各二分

右二味擣為散以酒服方寸匕外臺卷三十四葉三十七下右二方未本書卷數

療婦人產後陰玉門開不閉硫黃洗方

石硫黃研　蛇床子各四分　菟絲子五分　吳茱萸六分

右四味擣散以湯一升投方寸匕以洗玉門瘥止外臺卷三十四葉三十八右方未本書卷數

療婦人產後陰下脫方

取蛇床子一升布裹炙熨之亦療陰中痛外臺卷三十四葉二十八右方未本書卷數

治婦人脫肛若陰脫方

蛇床子布裹灸熨之六治産後陰中痛醫心方卷廿一治婦人陰肛方第十八葉十七上

療婦人臍下結堅大如杯升月經不通寒熱往來下痢羸瘦此爲癥瘕不可療未生癥者可療方

生地黄三十斤取汁　乾漆一斤熬

右二味擣漆爲散内地黄汁中微火煎令可丸酒服梧桐子大三丸至七八丸即止外臺卷三十四葉四十六至四十七○案醫心方引集驗方卷廿一方廿五葉廿五

文仲集驗方同云與此方文有異今不更录

治婦人臍下結物大如杯升月經不通發熱往來下利羸

療婦人女子忽暴崩中血不斷或如鵝肝者方

小薊根六兩　阿膠炙　當歸　芎藭　續斷　青竹茹各三兩　竈中黃土　綿裹○案原脫綿裹二字據幽室本補　地榆根各四兩

生地黃八兩　赤馬通汁一升

右十味切以水八升合馬通汁煮取二升半分爲三服未全止服三四劑後服此丸方

續斷　甘草炙　鹿茸炙　小薊根　丹參各五分　乾地黃十分　芎藭　阿膠炙　赤石脂　當歸　地榆各六分　柏葉四分　熬　秦牛角䚡炙　黃龜甲各十二分　炙令焦

右十四味擣篩蜜丸如桐子以酒服十丸日再加至三

十九外臺卷三十四葉五十五至五十一右方未詳卷數

治婦人帶下赤白色益母草花開時採搗為末每服二錢

食前溫湯調下大觀本草卷六大芜蔚子條葉卅四下

治婦人漏下不止散方

鹿茸三兩 當歸二兩 蒲黃一兩 阿膠三兩 烏賊骨二兩去甲

下篩為散酒服方寸匕日三夜再醫心方卷廿一治婦人崩中漏下方第廿

三葉廿三下

療婦人陰中痛生瘡方

羊脂一斤 當歸 杏人去皮尖 白芷 芎藭各一兩 ○案系缺一字

此事本補

治婦人陰中痒脫下方 取車釭膏傅之即差 醫心方卷廿一治婦人陰脫方第十四葉十四上

治妇人阴中痒如虫行状方

矾石熬三分 芎藭四分 丹砂

三物下筛以绵裹内阴中 虫自死 医心方卷廿一治妇人阴痒方第七叶九上

治男女阴蚀略尽方

虾蟆 菟矢二味分等捣筛

以傅疮上 医心方卷廿一治妇人阴疮方第十叶十至十一 右方 千金方亦集验方同之

右五味细切羊脂和置瓯中蒸之药成取如大豆一枚

绵裹内阴中日一度 外台卷三十四叶五十七 右方未牟卷数

疗妇人阴下脱散方

当归 黄芩 牡蛎熬各二两 芍药一两半 猬皮一两切熬

右五味捣散酒服方寸匕日三服禁举重良 外台卷三十四叶六十 右方未牟卷数

疗妇人阴下挺出方

蜀椒 乌头 白及各二分

右三味捣筛以方寸匕绵裹内阴中入三寸腹中热明

旦更着差止 外台卷三十四叶六十一 右方未牟卷数

療女人傷於丈夫四体沈重噓吸頭痛方

生地黃八兩　芍藥五兩　香豉一升　葱白一升，切　生薑四兩　甘草二兩，炙

右六味，切，以水七升，煮取二升半，分三服，不得重作，慎房事。外臺卷三十四葉六十一，本方未本卷數

治女子傷於丈夫四體沈重噓吸頭痛方

生地黃八兩　芍藥五兩　香豉一升　葱白一升，切　生薑四兩　甘草二兩，炙

切，以水七升，煮取三升，分三服，不差重作。醫心方卷廿一治婦人陰大夫傷方第十七葉十六○行準案醫心方卷廿八長婦人傷方第冊葉卅八上引集驗此方，切上有各字，餘同

療童女交接陽道違理及他物所傷犯血出流離不止方

取釜底墨，斷葫蘆，以塗之。○案醫心方引此方，女下有始字，及下有爲字，无犯

摩作磨

字墨作黑字葫 葉四十一注下無黏字餘同

蘆作葫摩餘同○又醫心方卷廿八少女痛黏第廿九

療童女交接陽道違理血出不止方 ○又醫心方作又方

燒髮并青布末為粉塗之○案醫心方塗作粉字之下有立愈二字餘同 醫

心方卷廿一治婦人 第廿九葉卌二上与醫心方卷廿一同

小户嫁痛方第十六葉十五下又醫心方卷廿八少女痛方

又方

割雞冠取血塗之 外台卷三十四葉六十二至六十

又方以麻油麻之 三右三方並未本卷數 醫心方卷廿八治少女痛方第廿九葉卌二上

變女為男法

取弓弦一枚絳囊盛帶婦人左臂 醫心方卷廿四變女為男法第四葉

十上

集驗方卷十六

胃反

療胃反不受食，食已嘔吐，大半夏湯方

人參一兩 茯苓四兩 青竹茹五兩 大黃六兩 橘皮 乾薑各三兩

澤瀉 甘草炙 桂心各二兩

右九味切，以水八升，煮取三升，服七合，日三夜一，已利去大黃。用泉水東流水尤佳。忌海藻、菘菜、生葱、大酢。

療胃反吐而渴者，茯苓小澤瀉湯方

茯苓 澤瀉 半夏各四兩，洗（洗字原脫，據四庫本補） 桂心

甘草炙各二兩

右五味以水一斗煮取二升半去滓服八合日三忌海藻菘菜羊肉餳生葱酢物等

療胃反朝食暮吐食訖腹中刺痛此由久冷者方

橘皮三兩○案三原作一據宋本醫心方本改 白朮 人參各二兩 蜀椒一百二十粒出汗○案原脫出字據宋本醫心方本補 桂心一兩 薤白一握去青

右六味切以水二升漬一宿內豬肚中縫合三升水煮水盡出之決破去滓分三服忌桃李雀肉生葱

療胃反大驗方

前胡 生薑各四兩 阿膠一兩 大麻子人熬 吳茱萸各五合 桂心三寸 甘草五寸炙 大棗十枚擘○案原脫擘字據醫心方本補

右八物切以酒二升水三升煮取一升七合分再服忌

生葱海藻菘菜等物一方有橘皮三兩

療胃反吐食者方

擣粟米作粉水和作丸如梧子大七枚爛煮内酢中

細細吞之得下便已麵亦得用之

又方

好麴十斤麻地黄二斤二味擣日乾酒服若飲三方寸匕日三服

主胃反食則吐出上氣者方

灸兩乳下各一寸以差爲度

又方

灸臍上一寸二十壯

又方

灸內踝下三指稍邪向前有穴 三壯即差

又方

蘆根茅根各二兩

右二味切以水四升煮取二升頓服得下食 外臺卷八 卷葉二十八上至三十上

華他療胃反胃反為病朝食夜吐心下堅如杯往來寒熱吐逆不下食此為寒癖所作療之神效方

真珠　雄黃　丹砂以上研各一兩　朴消二兩　乾薑十累

右五味擣篩蜜丸先食服如梧子二丸小煩者飲水則

解之忌生血物一方有桂心　外臺卷八第三十○至三十一右方原出崔氏云集驗同

五膈

凡憂膈氣膈食膈寒膈飲膈五病同藥常以憂愁思慮食

飲而得之若寒食寒生菜便發其病苦心滿不得氣息引

脊痛如刺之狀食則心下堅大如粉絮大痛欲吐吐則差

飲食不得下甚者乃手足冷上氣欬逆喘息氣短療之丸

物五膈丸方　○案療下之字原作以字據此章本段

麥門冬去心　蜀椒汗各三兩　遠志去心三兩　甘草炙五兩　附子一兩炮

乾薑三兩　人參四兩　桂心三兩　細辛三兩

右藥擣篩蜜和微使淳，置有蓋器中，先食服大如彈子丸一丸，置喉中稍嚥之，喉中胃中當熱，藥力稍盡，復含一丸，日三四，夜一二服。服藥七日愈，二十日平復。若不能含者，可一大丸作二小丸，足服之。唯夏月含乃益麥門冬、甘草、人參耳，其餘不異。神良。椒當以銅器熬於火上。○案：於嚥（宋本作如）使極熱，下置地內椒器中熟攪之，須臾汗出，便擣爲丸（合同處）起。○案：合同處，宋本作名曰起三字。極力有熱，亦去其毒，非令有熱也。忌海藻、菘菜、豬肉、冷水、生葱、生菜。外臺卷三八葉三十八至三十九。右方原出延年秘錄，云集驗同。

集驗方未分卷

消渴

療胃消渴小便數宣補丸方

黄耆三兩 栝樓三兩 麥門冬三兩去心 茯神三兩 人參二兩 甘草三兩炙 黄連三兩 知母三兩 乾地黄六兩 石膏六兩研 菟絲三兩○案菟原作兔據醫心方本改 肉蓯蓉四兩

右十二味末之以牛膽汁三合共蜜和丸梧子大以茅根飲汁○案原脫飲字據醫心方本補 服三十丸日漸加至五十丸一名茯神丸忌酢物海藻菘菜猪肉蕪荑○案原脫忌至蕪荑十一字據宋本醫心方本補

療腎氣不足虛損消渴小便數腰痛宜服腎瀝湯方

羊腎一具（去脂膜切） 遠志（二兩去心） 人參（二兩） 澤瀉（二兩） 乾地黃（二兩） 桂心（二兩） 當歸（二兩） 龍骨（二兩） 甘草（二兩炙） 麥門冬（一升去心） 五味子（五合） 茯苓（一兩） 芎藭（二兩） 黃芩（一兩） 生薑（六兩） 大棗（二十枚去核○案原脫去核二字據宋本幽寄本補）

右十六味切以水一斗五升煮羊腎取一斗二升內藥取三升分三服忌海藻菘菜生葱酢物蕪荑（外臺卷十一葉十四）

右二方原出千金云集驗同

黃連丸主消渴方

黃連（一斤去毛） 生地黃（十斤）

右二味擣絞地黄取汁漬黄連出暴之燥復內之令汁盡乾擣之下蒒蜜和丸如梧子服二十丸日三服食前後無在〇案原脫食至在五字據崇寧本補亦可散以酒服方寸匕日三服尽更令作即差忌猪肉蕪荑外甚卷十一葉二十五右方原出文

仲文集驗同

治渴日飲一斛者方

入地三尺桑根白皮炙令黄黑細切以水令相淹煮之以味濃為度熱飲之勿與鹽与米非嫌大驗醫心方卷十二治消渴方第二葉八上〇案右方外甚卷十一葉二十八下肘後引出方云集驗同其文有異例不更錄

頭目旋眩

治頭旋眼眩立効 大觀本草卷八乾薑條葉一下

偏正頭痛

治偏正頭痛穀精草一兩為末用白麵調攤紙花子上貼痛處乾又換 大觀本草卷十一穀精草條葉五十二下

急救

療中諸毒藥及萬未死但聞腹中煩寃剥剝作聲如腸胃破斷狀目視一人成兩人或五色光起須臾不救方

取新小便和清边久屎一升絞取汁一升頓服氣已絶但絞口與之入腹便活也已死萬一與活但數與

屎汁也

療中藥毒方

取蓋中當釜月下土末服方寸匕外臺卷三十一葉六十四右二方未

詳卷數

治服藥過劑煩悶方

研粳米取汁五升服之醫心方卷一服藥中毒方第五葉二十七下

食諸菰䐹百味毒若急者方

單飲土漿

又方

單服犀角末方寸匕醫心方卷二十九治飲食中毒方第卅六葉卌五上

治食魚中毒方

煮蘆根取汁飲之 醫心方卷二十九治食魚中毒方第卅二葉卅九下 醫略抄第十三同

食漏脯毒方

擣生韭汁服之多小以意冬月無韭擣根取汁 醫心方卷廿九治食諸獸肉漏脯中毒方第卅七葉卅二下

治人大醉欲死恐爛腸胃方

作温湯著大器中漬之冷則易 醫心方卷廿九治飲酒大醉方第十八葉卅上

療服金屑死未絶者知金毒方

以水銀一兩寫口中搖動令下咽喉入腹金則消滅

治小兒眼夜啼方
取宅井中草鞋户上勿令母知 醫心方卷廿五治小兒夜啼方第九十二葉五十五至五十一

成泥即出可三與服則活 外臺卷三十一葉六十八 右方未章卷數

哽

咽■哽
方傳咬鸕鷀、鸕鷀、即下 醫心方卷廿九治食魚骨哽方第卅葉卅五上

治諸魚骨哽方
鸕鷀屎 葛氏方用羽 燒末水服半錢上 醫心方卷廿九治食魚骨哽方
第卅葉卅四上 右方拯葛氏方綠
巨略抄第十九

小兒

治小兒疳氣不可療神効丹
綠礬用火煅通赤取出用釅醋淬過復煅如此三
度細研用棗肉和丸如菉豆大溫水下日進兩三服

大觀本草卷三
綠礬條葉卅七

治小兒盜汗方

麻黃根三分 故扇燒作屑一分 治合以汁飲三分匕

大人方寸匕日三 醫心方卷卅五治小兒盜汗方第百卅三葉六十三下

療小兒頭瘡月蝕口邊肥瘡蝸瘡悉差黃連胡粉膏散方

黃連二兩 胡粉一兩 水銀一兩研入各

右三味擣爲散相和水銀研令相得以敷瘡上縱黃汁

引成瘡亦以粉之即差 一方有白礬一兩燒 蛇床子一

兩末入用亦甚妙至耳邊到項上並用

療小兒耳瘡方

燒馬骨灰粉以傅之〇案原脱以字傅原作敷並據巡寧本改補

又方

敷雞屎白佳外臺卷三十六葉二十六上右三方並未本卷數

治少小頭面瘡方

丹菜萸葉以東流水煮以浴良醫心方卷廿五治小兒頭面瘡方第廿七

治小兒聤耳方

葉廿六上

桃核中人敱治末熱〇案或本有熱字以罪塞耳常用良醫心方卷廿五治小兒聤耳方第卅一葉廿七下

瘻小兒癖方

以虵床子末以白膏和傅之亦主瘡妙○案傅原作敷並脫亦至妙回字據幽齋本改補外臺卷三十卅五葉四十四下右方末標卷數○集醫心方引此方文稍異參見下

虵床子末和白膏傅之醫心方卷卄五治小兒癬瘡方第百卅六葉六十九

又方○

水銀合胡粉傅之醫心方卷卄五治小兒癬瘡方第百卅六葉六十九

治小兒惡瘡久不差方

浣其父褌取汁以浴兒勿令兒及母知大良醫心方卷廿五治小兒惡瘡久不差方第百卅四葉七十二